LEÇONS CLINIQUES

SUR L'ÉPILEPSIE

ET LES

TROUBLES INTELLECTUELS QUI L'ACCOMPAGNENT

FAITES A L'HOSPICE DE L'ANTIQUAILLE

PAR

M. Albert CARRIER

Médecin des Hôpitaux de Lyon (service spécial des maladies nerveuses de l'Antiquaille).
Ex chargé des fonctions d'Agrégé à la Faculté de médecine de Lyon.
Membre de la Société des sciences médicales et de la Société d'anthropologie.

Recueillies par M. LAURENÇIN

Interne des Hôpitaux de Lyon.

LYON
IMPRIMERIE MOUGIN-RUSAND
3, rue Stella, 3

1883

LEÇONS CLINIQUES
SUR L'ÉPILEPSIE
ET LES
TROUBLES INTELLECTUELS QUI L'ACCOMPAGNENT
FAITES A L'HOSPICE DE L'ANTIQUAILLE

LEÇONS CLINIQUES

SUR L'ÉPILEPSIE

ET LES

TROUBLES INTELLECTUELS QUI L'ACCOMPAGNENT

FAITES A L'HOSPICE DE L'ANTIQUAILLE

PAR

M. ALBERT CARRIER

Médecin des Hôpitaux de Lyon (service spécial des maladies nerveuses de l'Antiquaille).
Ex chargé des fonctions d'Agrégé à la Faculté de médecine de Lyon.
Membre de la Société des sciences médicales et de la Société d'anthropologie.

RECUEILLIES PAR M. LAURENÇIN
Interne des Hôpitaux de Lyon,

LYON
IMPRIMERIE MOUGIN-RUSAND
3, rue Stella, 3

1883

LEÇONS CLINIQUES SUR L'ÉPILEPSIE

ET LES

TROUBLES INTELLECTUELS QUI L'ACCOMPAGNENT

PREMIÈRE LEÇON

—

AVANT-PROPOS — ÉPILEPSIE

SOMMAIRE : GÉNÉRALITÉS *sur les maladies du système nerveux. — Phénomènes morbides qui les constituent; leur complexité. — Maladies organiques. — Maladies fonctionnelles.*

DE L'ÉPILEPSIE. — *Synonymie. — Définition. — Ses formes symptomatiques. — Des phénomènes prémonitoires de l'accès. — De l'aura. — Exemples d'auras sensitive, sensorielle, intellectuelle. — L'aura fait partie de l'accès.*

DESCRIPTION *de la grande attaque convulsive* (GRAND MAL). — *Phénomènes organiques qui l'accompagnent : congestion cérébrale, état de la tension artérielle. — Double mécanisme de la mort pendant l'accès. — Albuminurie.*

PETIT MAL. — *Du vertige. — De l'absence. — Observation d'un malade chez lequel l'épilepsie ne se révèle que par des absences.*

MESSIEURS,

Depuis longtemps il est d'usage à l'Antiquaille que les chefs de service fassent part, aux élèves qui fréquentent cet hôpital, des particularités intéressantes que peuvent présenter les malades qui leur sont confiés. Grâce à cette coutume de travail, l'Antiquaille n'a jamais cessé d'être un centre d'enseignement qui, pour être libre, n'en a pas moins été productif. C'est ainsi qu'en syphiligraphie et en dermatologie a pu se constituer et grandir cette école remarquable qui s'est placée dans la science à un rang si élevé.

Mais ce n'est pas seulement dans cette partie de la pathologie humaine que l'Antiquaille a su se créer un nom, ce fut aussi dans la pathologie nerveuse.

Le long séjour, dans cet hôpital, des aliénés et des malades nerveux chroniques a permis à plusieurs générations de médecins spécialistes de venir y puiser les notions de leur art. C'est là que, sous la savante direction de praticiens éminents, tels que Bottex, Arthaud, Lacour, l'internat lyonnais a appris la pathologie du système nerveux. Parmi ces internes, je pourrais en citer qui sont devenus maîtres à leur tour et ont prouvé l'importance de l'école où ils ont débuté par la place élevée qu'ils occupent dans notre spécialité.

Aussi, Messieurs, en commençant aujourd'hui ces conférences qui doivent avoir pour objet l'étude clinique des maladies nerveuses, il me semble que j'accomplis un double devoir: celui d'obéir à la tradition du vieil Hospice de l'Antiquaille et celui de rendre hommage aux maîtres qui m'ont précédé dans ce service spécial, en m'efforçant de suivre leur exemple.

Les malades, qui doivent nous servir de sujets d'étude, soit dans le service qui m'est confié, soit à la consultation gratuite qui y est annexée, sont tous atteints d'affections nerveuses diverses. Leur nombre en est assez grand pour qu'on puisse étudier fructueusement les particularités importantes de ces maladies ; leur diversité même offre un avantage considérable au point de vue scientifique, car, en les observant à côté les unes des autres, on peut saisir des analogies et des différences dans leurs manifestations dont l'appréciation raisonnée peut répandre une certaine clarté sur les obscurités encore trop nombreuses qui entourent ces sortes d'affections.

Vous n'ignorez pas en effet, Messieurs, dans quel chaos la pathologie nerveuse a pendant si longtemps vécu. On connaissait mal les modes de fonctionnement du système nerveux, et, dans les recherches entreprises pour en déterminer le mécanisme et le véritable caractère, on errait un peu à l'aventure. Ce n'est que dans ces dernières années que les tendances positives de l'esprit moderne ont réussi à déchirer un coin du voile qui obscurcissait la vue des observateurs. Les remarquables travaux de la Salpêtrière, et de son éminent chef, M. Charcot, sont ceux qui ont le plus contribué à mettre de l'ordre dans ces recherches, et j'aurai souvent l'occasion de vous en rappeler les heureux résultats.

Le système nerveux étend son action à tout l'organisme vivant, si bien qu'on peut dire qu'aucun phénomène vital ne s'accomplit sans son concours. De là vous comprendrez combien les phénomènes morbides, dont il peut être le siège, doivent être complexes et combien grandes peuvent être les difficultés que l'on éprouve à les analyser. Si la tâche est difficile, c'est une raison de plus pour l'entreprendre avec plus d'ardeur. Or le meilleur moyen et le plus sûr pour obtenir un résultat, c'est, comme le proclame l'école de la Salpêtrière, l'observation clinique. Si cette méthode est longue, si elle réclame les plus patientes recherches, elle peut aussi, mieux qu'une expérience, conduire à la découverte de la vérité. Un fait bien observé vaut mieux que le raisonnement le plus subtil.

Les fonctions du système nerveux sont relatives à quatre ordres de phénomènes principaux dans lesquels on peut les diviser. Ce sont :

1° Les phénomènes de sensibilité;

2° Les phénomènes de l'intelligence;

3° Les phénomènes de motilité ;

4° Les phénomènes de nutrition.

Ces phénomènes se manifestent à l'aide d'un tissu particulier, composant un appareil, anatomiquement distinct, qui est constitué par des organes spéciaux « *les cellules nerveuses* ». Ces cellules forment elles-mêmes des centres qui communiquent entre eux ou avec les organes périphériques par des organes d'association ou de transmission représentés par « *les fibres nerveuses* ». Chacun des quatre ordres de phénomènes peut se localiser dans un département particulier du système. Dans le cerveau, qui est l'organe central par excellence, et plus particulièrement à la surface des hémisphères, dans le cortex ou manteau de substance grise qui les recouvre, ces divers départements sont tous représentés. On y distingue en effet en avant, dans la région frontale, la zone psychique, qui a rapport aux phénomènes de l'intelligence; au milieu, au niveau des circonvolutions ascendantes qui entourent le sillon de Rolando, la zone motrice; enfin, en arrière, dans les lobes pariétaux et occipitaux, la zone sensitive. Quant aux phénomènes de nutrition, ils sont dévolus au système sympathique, celui-ci est aussi représenté dans le centre cérébral, l'observation clinique le démontre, mais n'en indique pas encore le siège exact.

Ces diverses régions anatomiques en rapport avec les divers ordres de phénomènes nerveux peuvent donc se distinguer, mais il est important de remarquer aussi qu'elles sont intimement associées entre elles par des fibres commissurales nombreuses, si bien que l'on conçoit difficilement qu'un centre soit impressionné sans que tous les autres n'en ressentent les effets. Or, il en est de même pour les divers ordres de phénomènes physiologiques auxquels ces régions servent de substratum anatomique, ils se confondent souvent dans leurs manifestations.

La représentation, dans la substance corticale des hémisphères, de toutes ces régions physiologiquement distinctes donne à cette partie des centres nerveux une importance de premier ordre; c'est là, en effet, que l'on doit localiser les centres supérieurs, ceux que l'on considère comme le siège de l'intelligence, et de cette connaissance intime de tout ce qui se passe dans l'organisme ou au dehors, qui constitue ce qu'on appelle la conscience.

La maladie consistant en un trouble plus ou moins profond des fonctions physiologiques, il en résulte que les maladies du système nerveux se traduisent par des troubles dans la sensibilité, l'intelligence, la motilité ou la nutrition. Elles peuvent donc se localiser, suivant l'ordre de phénomènes qu'elles affectent, dans les départements respectifs à chacun d'eux, que je viens de vous signaler. Mais, en raison de la solidarité qui existe entre eux, elles présentent aussi ce caractère : c'est que souvent elles se confondent dans leurs manifestations, de telle sorte qu'un des ordres de phénomènes ne peut être troublé sans que tous les autres n'en reçoivent une certaine atteinte. De là, la complexité que souvent on observe dans les symptômes et qui en rend quelquefois l'analyse si difficile.

La nature des troubles, qui peuvent affecter chaque classe de phénomènes nerveux, est peu variable, elle peut se résumer à deux manières d'être :

Ou bien la fonction nerveuse est plus ou moins abolie, elle est lésée dans sa quantité, si je puis m'exprimer ainsi, plutôt que dans sa qualité. Telles sont, dans l'ordre sensitif, les anesthésies générales ou spéciales plus ou moins complètes et durables : dans l'ordre moteur, les paralysies persistantes, dans l'ordre intellectuel, la démence plus ou moins profonde. Dans ces cas, les symptômes sont en général bien accusés, ils sont le plus souvent d'une durée indéfinie sans être susceptibles de se modifier; ils constituent des maladies incurables qui dépendent de lésions nettement caractérisées des centres nerveux, se traduisant, à l'autopsie, par la destruction plus ou moins complète du tissu nerveux et c'est en raison de ces caractères qu'on les appelle des *maladies organiques.*

Ou bien, au contraire, la fonction nerveuse, au lieu d'être lésée dans sa quantité, au lieu d'être plus ou moins abolie, est altérée en quelque sorte dans sa qualité ; elle est simplement troublée dans sa manifestation et ce trouble peut revêtir deux formes distinctes : tantôt la fonction nerveuse est exagérée, excitée, comme on le voit dans les névralgies, les convulsions et les contractures passagères et, pour ce qui est de l'intelligence, dans les états maniaques ou états d'excitation, d'exagération des phénomènes intellectuels ; tantôt, au contraire, la fonction nerveuse est déprimée, plus ou moins voilée ou affaiblie comme dans les engourdissements ou les anesthésies passagères, comme aussi dans les états lypémaniaques où les facultés intellectuelles sont déprimées, obnubilées sans que pour cela elles n'aient rien perdu de leur acuité.

Les maladies nerveuses de cette seconde classe s'associent rarement à des états organiques bien déterminés; les conditions morbides, qui président à la manifestation de leurs symptômes, laissent en général peu de traces après la mort. Celles-ci semblent particulièrement consister en modifications survenues dans la circulation et par là dans la nutrition du tissu nerveux, ou dans les propriétés mêmes des éléments anatomiques qui le constituent, modifications souvent passagères et en tout cas susceptibles de disparaître sans laisser aucune trace. L'ensemble de ces caractères a fait donner à ces maladies le nom de *maladies fonctionnelles* ou bien encore de *névroses.*

Ces termes sont faits, j'en conviens, pour voiler notre ignorance, mais il nous faut bien encore les conserver tant que nous ne serons pas plus éclairés sur la nature des phénomènes morbides qu'ils indiquent.

C'est une maladie de cette dernière classe, une maladie fonctionnelle, que j'ai l'intention, tout d'abord, de vous faire connaître. J'espère en avoir le temps, dans les quelques jours, qui nous séparent des vacances. Nous avons dans le service, de nombreux exemples de cette maladie; c'est une affection dont l'étude est importante, autant à cause de sa gravité, qu'en raison de l'étrangeté de ces symptômes et des conséquences bizarres ou quelquefois terribles, auxquelles elle peut donner lieu : je veux parler de l'épilepsie.

On l'appelait autrefois : maladie sacrée — *morbus sacer,* — les Grecs considéraient comme divin, tout ce qui s'écartait des proportions ordinaires; mal d'Hercule, du nom d'un des premiers épileptiques connus; mal comitial : les Romains suspendaient les séances de leurs assemblées, lorsqu'un épileptique tombait au milieu d'eux, ils considéraient cet évènement, comme de mauvaise augure. On l'appelait aussi : mal caduc, haut mal, à cause de la chute des épileptiques ; mal de Saint-Jean, Portal croyait que l'époque de la Saint-Jean, avec ses fortes chaleurs, était plus fertile en crises. Je vous rappelle ces diverses dénominations, parce qu'en présence des malades, j'aurai plusieurs fois, l'occasion de me servir de l'une ou de l'autre.

L'épilepsie est une maladie à paroxysmes, se manifestant par des accès intermittents, que caractérisent deux symptômes prédominants : la *convulsion* et la *perte de connaissance.* Ces deux symptômes peuvent se montrer isolément, le dernier surtout, qui constitue à lui seul, une forme particulière d'accès, que l'on appelle le *petit mal.* Mais aussi ils peuvent manquer tous les deux, et alors être remplacés par un accès de délire d'une nature particulière, que nous aurons à étudier sous le nom d'*épilepsie larvée.* Ces diverses modalités, sous lesquelles elle se manifeste, font de l'épilepsie une maladie complexe, étrange, dont on a cherché vainement à déterminer le siège, et à préciser la nature. Mais *a priori,* nous pouvons dire, que c'est certainement une maladie qui affecte le système nerveux tout entier, et qui appartient vraisemblablement aux centres de ce système, c'est-à-dire au cerveau.

Souvent, elle existe seule chez un individu, sans

qu'on puisse invoquer, pour expliquer sa présence, autre chose que la prédisposition native du sujet; elle est dite alors essentielle ou *idiopathique* et, dans ce cas, l'examen des centres nerveux, après la mort, révèle les lésions les plus diverses, dont aucune ne saurait se rapporter exactement aux symptômes observés.

Souvent aussi elle se montre associée à d'autres affections du système nerveux, organiques ou fonctionnelles, qu'elle suit dans leur évolution et dont elle devient un des éléments symptomatiques. On la dit alors *symptomatique*. Dans ce cas, ce n'est plus de l'épilepsie proprement dite, mais des accidents épileptiformes que l'on a à observer.

Quelle que soit son origine, elle se manifeste toujours avec les mêmes caractères d'instantanéité, de violence et d'inconscience de la part du sujet qui en est atteint. Ces caractères sont, en effet, les traits pathognomoniques de cette affection.

L'épilepsie se manifeste, ou par la *grande crise* convulsive, avec perte de connaissance (*grand mal*), ou par *le vertige ou l'absence* (*petit mal*), dans lequel les convulsions sont peu manifestes, ou bien même manquent totalement. Elle peut encore, comme nous l'avons déjà dit, se manifester par un délire spécial, qui remplace les deux autres phénomènes. Mais ces diverses formes de manifestations sont en général précédées de phénomènes prémonitoires, qu'il importe avant tout de connaître.

Ces phénomènes prémonitoires, qui, du reste, ne

sont pas constants, peuvent se diviser en deux ordres de symptômes bien distincts; les uns tiennent à des modifications générales de l'individu, indiquant la prédisposition maladive, sous le joug de laquelle ils se trouvent; les autres sont liés à l'attaque même et doivent être considérés comme faisant partie du commencement de l'accès. Ils le précèdent, en effet, immédiatement et, suivant l'expression de M. Magnan (1) « ils sont la traduction extérieure du malaise de la région cérébrale, sur laquelle va tout d'abord se porter la *décharge* épileptique ». Ce sont ces phénomènes que l'on désigne sous le nom d'*auras*.

Les modifications générales qui affectent l'individu, avant de prendre une crise, portent surtout sur les facultés morales; c'est un sentiment de malaise général, un sentiment d'anxiété, dont le sujet ne peut se rendre compte. Ces malades sont alors tristes, irascibles, ne pouvant tenir en place; un rien suffit pour éveiller leur susceptibilité. Cet état justifie bien des querelles, des violences même, dont il est quelquefois difficile autrement de se rendre compte. D'autres fois, ils sont expansifs, gais, bienveillants : état qui contraste avec leur humeur habituelle. Magnan cite l'exemple d'un malade chez lequel la phase expansive qui se produisait avant presque chaque crise, réveillait des prétentions matrimoniales des plus singulières, et

(1) Magnan, *Leçons cliniques sur l'épilepsie*. Paris, 1882, p. 5.

qui faisaient un contraste frappant avec sa modestie et sa réserve habituelles. Chez un de nos malades, l'approche de la crise excite des appétits génésiques inaccoutumés.

L'aura, phénomène immédiat de l'attaque, doit être considéré comme faisant partie déjà de l'accès paroxystique. Elle peut consister en un trouble de la motilité, tel que : un tremblement, des contractures ou des faiblesses dans les membres ou la rotation des yeux, etc. Mais elle consiste le plus souvent en des troubles de la sensibilité générale ou spéciale ; il est plus rare qu'elle se manifeste par un phénomène intellectuel.

Sur les 63 épileptiques de notre service nous constatons l'existence d'une aura, chez 42 d'entre eux: 5 ont une aura motrice, 26 ont une aura sensitive, 7 ont une aura sensorielle, enfin chez les 4 derniers l'aura se manifeste par un trouble intellectuel très passager.

Comme vous le voyez, les auras sensitives et sensorielles sont de beaucoup les plus fréquentes. Ce sont des sensations d'étourdissement, de mal de cœur, ou plus fréquemment encore de constriction à l'épigastre ou à la gorge, quelque chose d'analogue à la boule hystérique. On voit aussi l'aura sensitive se manifester par une sensation de douleur ou de fourmillement partant de l'extrémité d'un membre, et la fréquence de ce phénomène a pu faire supposer que l'ictus épileptique pouvait avoir pour point de départ, les nerfs de la périphérie. Nous verrons plus tard qu'il n'en est rien. Dans les auras sensorielles, ce sont des troubles passagers de la vue, des éblouissements, ou l'apparition de couleurs, le rouge surtout, des bourdonnements d'oreilles, ou la sensation de saveurs diverses.

Il est à remarquer que ce phénomène de l'aura est évidemment très variable pour l'ensemble des épileptiques, mais qu'il offre une constance généralement très grande chez le même individu. Cette constance a été signalée par la plupart des auteurs qui se sont occupés de ce sujet. Il s'en suit que, chez chaque individu, la crise est, en quelque sorte, stéréotypée, et que celles qui suivent ressemblent absolument à la première.

Erlenmeyer (1) a particulièrement insisté sur le fait de la régularité de la succession des symptômes chez le même sujet. Ce n'est pas à dire, pourtant, que l'aura soit un phénomène constant chez le même épileptique, mais lorsqu'il se produit, il paraît toujours de la même manière. Si c'est une hallucination, ce sera toujours la même qui se produira. Lorsque l'aura a pour siège les membres ou le tronc, les malades sont avertis par là, de l'imminence de leur crise, et s'il s'agit des membres, ils peuvent quelquefois l'éviter en appliquant une ligature, nous reviendrons du reste sur ce sujet qui offre des particularités intéressantes.

(1) Erlenmeyer, *De la constance des symptômes de l'épilepsie* (*Correspondenz Blatt.* 1875, *Ann. méd. psych.* série 6, t. I, 1879, p. 316.

2

Dans l'aura intellectuelle, il s'agit souvent de l'évocation d'un souvenir agréable ou pénible qui a frappé l'esprit, ou bien ce peut être un délire subit où le malade se précipite avec violence sur n'importe qui. Quelques-uns se souviennent de ces accidents ; d'autres au contraire en perdent tout souvenir et montrent même dans l'aura qui, le plus souvent, reste un phénomène subjectif, ce caractère d'inconscience qui est la caractéristique de l'accès lui-même.

A voir ces phénomènes d'aura affecter la motilité. la sensibilité générale ou spéciale, ou l'intelligence, on est porté à les localiser dans les régions cérébrales qui sont désignées comme le siège de ces diverses fonctions nerveuses. Ce rapport fournit un précieux renseignement, car on peut croire que le stimulus épileptique frappe les différentes régions de la couche corticale, comme le fait l'excitation électrique du physiologiste, et suivant que ce stimulus s'applique en avant, au milieu ou en arrière de l'hémisphère, on conçoit qu'il doive en résulter une aura intellectuelle, motrice ou sensitive,

Quelle que soit sa forme, l'aura s'accompagne habituellement de l'attaque ou du vertige, de l'absence ou même du délire spécial d'emblée qu'on rencontre dans l'épilepsie larvée. Quelquefois, cependant, il n'en est pas ainsi, et tout se borne aux phénomènes prémonitoires, dont le malade a conscience, c'est l'état que vous leur entendez désigner sous le nom de *menaces.* Cet état diffère considérablement de celui d'un accès, et il est important de le constater, car si par l'influence d'un traitement on finit par obtenir simplement des menaces, on peut considérer que l'état du malade s'améliore réellement, tandis qu'il n'en est pas de même lorsqu'au lieu de ces menaces, on lui voit prendre encore des crises, si légères qu'elles soient.

Description de la grande attaque. — Une grande attaque épileptique est marquée par les phénomènes suivants : subitement le malade pâlit, il pousse un cri, perd connaissance et tombe. Cette chute, absolument inconsciente et que, par conséquent, le malade ne peut prévenir, s'effectue partout où il se trouve, dans l'eau, dans le feu, sur les objets qui peuvent gravement le blesser ; vous verrez qu'un grand nombre de nos malades en portent malheureusement les traces. La chute constitue, pour l'épileptique, le plus grand danger qu'il puisse courir. Puis les traits se contractent ; la tête se tourne en se renversant dans différents sens ; les mâchoires se resserrent; les pupilles se dilatent, les yeux ordinairement portés en haut et d'un côté; les membres se raidissent violemment; l'urine, des gaz et des matières sont expulsés : telle est la série des phénomènes constituant la période *tonique*. Tous ne sont pas constants, tels que le cri et l'expulsion de l'urine et des matières, mais cependant assez fréquents pour être signalés dans une description générale.

Au bout de trois ou quatre secondes, le visage est

grimaçant et devient le siège de petites convulsions, qui vont en grandissant, les mâchoires s'entre-choquent et souvent la langue est profondément mordue; une salive spumeuse et sanguinolente est projetée sur les lèvres ; les mouvements convulsifs, presque toujours plus accusés d'un côté d'abord, envahissent graduellement tout le corps. Les mouvements respiratoires sont saccadés; le malade se débat ; de pâle qu'elle était, la face devient livide, violacée; la respiration est bruyante et fait entendre un ronflement particulier : telle est la période *clonique*.

Puis insensiblement tout s'apaise, le malade dort au bout d'un instant, il se réveille lentement, soulève la tête, projette autour de lui un regard hébété, enfin il se relève, absolument inconscient de ce qui vient de se passer et dont il ne se serait pas aperçu, s'il ne se voyait pas à terre, ses vêtements souillés de boue ou de poussière, ou si on ne lui disait ce qui vient de lui arriver. Ordinairement, le malade éprouve à ce moment une sensation de lassitude générale et de lourdeur de tête.

Les divers phénomènes de l'attaque que je viens rapidement de vous énumérer, s'accompagnent de conditions organiques, qu'il est fort intéressant de connaître ; les principales ont trait à l'état de la circulation.

Des auteurs ont pensé, que l'attaque d'épilepsie devait coïncider, plusieurs même, entraînés par des idées théoriques, ont affirmé, qu'elle était le résultat d'un état anémique de l'encéphale. Les recherches modernes démentent absolument cette assertion. M. Magnan a démontré qu'au contraire, dès le début de l'attaque, il existait une congestion active du cerveau : « La pâleur du visage, au début de l'attaque, n'implique nullement, dit-il, l'anémie du cerveau ; elle n'est que l'effet produit par l'excitation des nerfs vaso-moteurs de la face (1). » En examinant à l'ophtalmoscope, le fond de l'œil d'épileptiques en état de mal, cet auteur a pu s'assurer, que le début de l'attaque coëxistait avec une congestion active du fond de l'œil. Son élève, M. Briand, a été témoin du même fait, et il n'y a pas à douter que, pendant l'attaque, la poussée congestive ne soit très intense. Des expériences qu'il a instituées, en provoquant, chez des chiens, des attaques épileptiques, au moyen d'injections d'essence d'absinthe dans les veines, il résulte que le cerveau, au moment de l'attaque, est fortement congestionné, et bien que, comme il le déclare lui-même, on ne doive pas assimiler absolument l'épilepsie absinthique à l'épilepsie ordinaire, il y a, dans ces phénomènes, une si grande anologie, qu'il n'est pas permis de ne pas supposer que, dans les centres nerveux, il ne se passe, dans les deux cas, des modifications semblables. Cet état congestif du cerveau est, d'ailleurs, encore prouvé par les modifications que subit le cœur au moment de l'attaque.

(1) Magnan, *loc. cit.*, p. 14.

Pendant le stade tonique, on constate une plus grande fréquence des battements du cœur, qui, à ce moment, a, comme tous les autres muscles de l'économie, de la tendance à se tétaniser; ce phénomène concorde avec une élévation considérable de la tension artérielle.

Dans la période clonique, au moment des grands mouvements, les battements cardiaques se ralentissent dans une proportion si considérable, qu'une révolution cardiaque (systole et diastole) met à s'accomplir un temps de 6 à 8 fois plus long qu'à l'état normal.

La réalité de ces faits est prouvée par les tracés que je fais passer sous vos yeux et qui appartiennent à l'ouvrage de M. Magnan. Ces tracés sont au nombre de trois; les deux premiers, obtenus à l'aide du kymographion de Ludwig et du polygraphe de Marey, représentent : l'un, le tracé des mouvements convulsifs de la patte postérieure gauche d'un chien rendu épileptique par l'absinthe, et l'autre celui de la tension artérielle, aux différentes périodes de l'attaque. Le troisième est le tracé obtenu par M. Briand, à l'aide du Myographe à transmission de Marey appliqué sur le muscle sterno-cléïdo-mastoïdien d'un garçon de 16 ans, pendant une attaque d'épilepsie. Or, la ressemblance de ce dernier tracé (des convulsions) avec celui des convulsions du chien est vraiment frappante, et, si l'on eût pu prendre chez l'homme le tracé de la tension artérielle, il n'y a pas de doute qu'on aurait retrouvé la même ressemblance avec celui qui est obtenu chez le chien, dans les mêmes conditions. Ce tracé, de la tension artérielle, vous montre les diverses particularités que je viens de vous signaler, c'est-à-dire une augmentation considérable de tension, au début, presque sans intermittences (période de la têtanisation) puis un relâchement graduel, avec des intermittences de plus en plus prolongées.

De ces données, M. Magnan conclut avec raison que, pendant l'attaque d'épilepsie, bien que le fait soit rare, la mort pourrait survenir au stade tonique comme au stade clonique, mais par un mécanisme bien différent. A la période tonique, le cœur pourrait se tétaniser et la mort s'en suivre (1); le cœur serait alors trouvé à l'autopsie en systole et vide de sang; tandis qu'au stade clonique, la mort pourrait être le résultat d'une syncope, par arrêt des battements cardiaques; dans ce cas, le cœur serait en diastole, et rempli de caillots récents.

Certains auteurs ont pensé que le cri initial de l'attaque était conscient de la part du sujet, et qu'il était le résultat ou d'une hallucination terrifiante, survenant à ce moment, comme, du reste, on l'observe fréquemment dans les auras, ou bien seulement du sentiment d'effroi que le malade devrait éprouver devant l'imminence de la catastrophe qui

(1) Des cas de rupture du cœur ont été observés, Lunier, *Gaz. des hôpit.* (*Ann. méd. psych.*), série 4, tom. VI, 1865, page 257.

le menace. Il est plus raisonable de croire qu'il n'en est pas ainsi ; la plupart des malades disent qu'ils n'en ont pas conscience, et, d'ailleurs, ne s'en souviennent presque jamais. Le cri initial est bien plutôt dû au passage rapide de l'air, de la cavité thoracique, au travers de la glotte rétrécie, par suite d'une expiration longue et convulsive.

Ce sont aussi les contractions brusques de l'intestin, de la vessie et des muscles abdominaux dans la période tonique, qui déterminent les évacuations alvines à ce moment. Dans la période clonique, elles sont au contraire le résultat du relâchement parétique de tous les sphincters.

Je vous ai dit que les membres se raidissaient ordinairement, surtout d'un côté ; ce côté correspond à la région cérébrale, qui est le siège de la décharge, et que l'aura a déjà désigné. Mais, comme vous le verrez plus tard, ce commencement unilatéral des convulsions épileptiques est un bon signe différentiel, avec les convulsions bilatérales et plus généralisées de l'hystéro-épilepsie.

La morsure de la langue et l'urine que les malades trouvent quelquefois dans leur lit sont deux signes très importants dans le diagnostic de cette affection ; ce sont les seuls, souvent, qui servent à faire reconnaître l'existence de l'épilepsie nocturne ; il est fâcheux qu'ils ne soient pas absolument constants. Il en est de même du renversement de la tête, du côté opposé à celui vers lequel la face est tournée ; c'est là une circonstance que les simulateurs connaissent peu, et qui est due à la contraction du muscle sterno-mastoïdien.

Mais le caractère principal de l'attaque épileptique, c'est l'inconscience absolue de l'individu qui en est atteint. Cette inconscience est telle que les épileptiques peuvent vivre longtemps, sans savoir qu'ils sont affectés de la terrible névrose ; bien souvent ce n'est que par les personnes de leur entourage que l'on peut avoir des renseignements sur leurs crises, surtout si elles sont nocturnes. Il en est, en effet, dont les crises ne surviennent jamais que la nuit ; Echeverria (1) a remarqué que cette épilepsie nocturne était plus fréquente chez les femmes que chez les hommes et se montrait associée surtout aux vertiges ou petit mal diurne. On en reconnaît l'existence par l'incontinence d'urine, les morsures de la langue, les pétéchies sur la face et le cou. Ce dernier phénomène n'est pas très fréquent ; des ecchymoses, des pétéchies apparaissent au cou, à la face, aux paupières, sous la conjonctive ; il est à remarquer que ces extravasations sanguines ont rarement un autre siège : on ne les observe jamais dans le fond de l'œil ; elles paraissent se rapporter à la période clonique et coïncider avec l'énorme turgescence veineuse que l'on remarque à ce moment.

La fréquence des crises est très variable. Quel-

(1) Echeverria, *De l'épilepsie nocturne*. — *Ann. méd. psy.*, série 6, Tome I, 1879, p. 177.

quefois elles se répètent avec une grande rapidité; les accès peuvent même être subintrants, Trousseau les appelait des attaques imbriquées. En cet état, elles constituent l'état de *mal épileptique,* état grave dans lequel la température s'élève toujours notablement, et sur lequel nous aurons à revenir.

Pendant l'accès de haut mal, la température s'élève modérément; elle peut atteindre jusqu'à 38°,6; MM. Bourneville et Charcot ont indiqué ce phénomène comme un bon signe différentiel avec l'hystérie.

Quelques malades ont de l'albuminurie après l'accès; ce fait est contredit par Magnan, Charcot, Bourneville; cependant, il est incontestable que ce phénomène se produit quelquefois. Nous l'avons observé, dans notre service, sur plusieurs de nos malades. Il paraissait coïncider avec des crises violentes et, dans aucun des cas où nous l'avons observé, il ne semblait en rapport avec une lésion chronique des reins. Le nombre des cas (7), n'est pas suffisant, je le reconnais, pour imposer une conviction; mais, cependant, il l'est assez pour éveiller les doutes et provoquer de nouvelles recherches d'autant plus intéressantes que M. le professeur Teissier (1) a déjà indiqué des faits relatifs à l'origine nerveuse de certaines albuminuries. Il se pourrait que, dans l'épilepsie, il y eût des conditions analogues.

(1) Teissier, *Albumine d'origine nerveuse* (*Gaz. hebd.*, 1877, p. 615).

Le tracé sphygmographique du pouls radial, après l'attaque, n'a pas les caractères suffisants pour permettre d'affirmer, avec Voisin (1), l'existence ou non de l'épilepsie en cas de simulation. A ce moment, le pouls a un peu plus de force et de fréquence, comme après un exercice modéré.

On observe quelquefois, après des attaques, quelle qu'ait été leur intensité, des phénomènes de paralysies plus ou moins passagères. Ces paralysies ont été bien étudiées par M. Gowers (2), dans son ouvrage sur l'épilepsie, et, dernièrement, par M. Dutil (3). Ce sont des phénomènes qui offrent un grand intérêt dans l'histoire de l'épilepsie. Nous n'en avons observé aucun exemple, et je ne pourrai, par conséquent, pas vous offrir actuellement de sujet pour cette étude, mais nous aurons certainement l'occasion d'y revenir.

Petites attaques ou petit mal. — En dehors des grands accès, que je viens de vous décrire, les épileptiques présentent souvent des crises d'une intensité bien moins grande, mais qui, pour cela, n'en sont pas moins graves dans leurs conséquences. On leur donne aussi le nom de vertiges; elles consistent en des convulsions localisées quelquefois dans une très petite partie du corps, avec perte de con-

(1) Voisin, *L'épilepsie simulée et le sphygmographe* (*Ann. méd. psych.*, s. 5, t. II, p. 105, 1869).

(2) Gowers, *Epilepsy*, Londres, 1881, p. 93.

(3) Dutil, *Des paralysies post-épileptoïdes* (*Rev. de Méd.*, mars 1883, p. 161).

naissance toujours invariable. On ne distingue plus, dans ces attaques, de période tonique ou clonique. Ce sont des convulsions dans un membre ou plus souvent dans la tête, les muscles de la face, qui passent quelquefois inaperçues et sont précédées ou non, comme la grande attaque, de phénomènes d'aura. Ce qui caractérise ces accès, légers en apparence, c'est leur association, peut-être plus fréquente, avec des troubles intellectuels plus ou moins marqués, et, dans le fait, en présence du peu d'importance de la convulsion, c'est le phénomène intellectuel, c'est-à-dire la perte de connaissance, qui semble occuper la première place; nous verrons plus loin en quoi consistent ces troubles intellectuels. Quelquefois, la crise de petit mal est encore plus légère; on n'y peut pas constater de phénomènes convulsifs à proprement parler; tout se borne à la convulsion de l'intelligence, si je puis m'exprimer ainsi, qui peut durer un temps très court. On appelle vulgairement ces sortes de crises des *absences*, et le malade que je vous présente en offre un exemple frappant.

J. X..., âgé de 13 ans et demi, est entré dans le service, le 9 avril 1883, son père est bien portant, sa mère se plaint seulement de douleurs rhumatoïdes. Il n'existe pas de cousanguinité entre eux. Il a quatre frères et quatre sœurs, tous en bonne santé; une autre sœur est morte en bas âge, d'une affection inconnue; trois de ses frères et une de ses sœurs ont un caractère violent et emporté. Pas d'autres accidents nerveux, dans la famille; pas d'alcoolisme ni de syphilis chez le père.

Dans son bas âge, notre jeune malade, n'a eu que la rougeole, mais pas de convulsions.

Le début de sa maladie, remonte à trois ans, jusque là le malade s'était bien porté; il n'urinait pas au lit, était travailleur et nullement emporté. Il attribue sa maladie à une vive frayeur qu'il éprouva un jour, en voyant un homme tomber du haut mal. Trois mois après seulement débutèrent les accidents. Le malade n'a jamais eu de grandes crises, mais seulement des absences. Quoique de nombre variable, elles surviennent plusieurs fois par jour, jusqu'à 8 ou 10 fois. Pas un jour ne se passe sans qu'il en prenne, malgré l'administration du bromure de potassium depuis 6 mois. Ces absences sont extrêmement courtes, de quelques secondes à une demi-minute. L'enfant commence une phrase, tout à coup il s'arrête, parfois même au milieu d'un mot, et reste ainsi quelques secondes, puis termine sa phrase ou son mot, sans se douter de ce qui vient de se passer. S'il est en marche, il fait encore semblant de marcher, mais ne tombe pas; s'il arrache de l'herbe, il continue à faire mouvoir ses doigts, comme s'il continuait sa besogne. Il affirme en outre ne jamais laisser tomber les objets qu'il tient dans ses mains.

Une chose à noter, c'est que ces absences surviennent principalement le matin, quand le malade est à jeun. Elles se répètent alors coup sur coup.

C'est ainsi que dans le court trajet qui sépare son lit de la salle où nous nous trouvons, il en a pris 3 à la suite les unes des autres. Il semble aussi que pendant ces absences, il y ait un peu de contracture de l'orbiculaire palpébral des deux côtés, mais c'est à ce phénomène que se bornent chez lui les troubles moteurs.

Enfin bien que le malade perde complètement connaissance, il fait le geste de la défense, avec les bras, quand on menace de le frapper. Ce mouvement de défense n'est pas brusque, mais se fait lentement. Il n'y a pas grand trouble vaso-moteur à noter du côté de la face.

La sensibilité générale est conservée ; la sensibilité spéciale est complètement intacte aussi.

Les urines, examinées immédiatement après deux absences consécutives, ne renferment pas d'albumine. Fonctions digestives, excellentes. Intelligence assez vive ; le malade répond très bien aux questions qu'on lui pose.

Il semble que le traitement par le bromure ait amené une amélioration légère depuis quelque temps.

Cet exemple est remarquable par sa netteté et c'est pour cela, que je tenais à vous le montrer.

DEUXIÈME LEÇON

TROUBLES INTELLECTUELS CHEZ LES ÉPILEPTIQUES

SOMMAIRE : TROUBLES INTELLECTUELS AVANT L'ACCÈS, *leurs caractères, observations.*
PENDANT L'ACCÈS . EPILEPSIE LARVÉE, *ses caractères généraux, sa durée. — Folie transitoire, instantanée, observations.*
APRÈS L'ACCÈS : *Etat d'inconscience et d'automatisme.*
Petit mal intellectuel, *description générale, durée, observations. — Des actes des épileptiques.*

MESSIEURS,

Vous avez vu, jusqu'à présent, en quoi consistaient les manifestations communes, vulgaires, on peut dire, de l'épilepsie; c'est d'une part, la grande attaque convulsive, telle que je vous l'ai décrite; de l'autre, ce sont les vertiges, les absences, dont je vous ai montré un remarquable exemple. Ces dernières manifestations, bien que paraissant environnées d'un appareil symptomatique moins effrayant, ne sauraient être considérées comme des accidents d'une légère importance. Comme les grandes attaques, et mieux qu'elles peut-être, elles sont funestes dans leurs conséquences. L'observation clinique, montre, en effet, que ce sont les vertiges, les absences, qui paraissent avoir la plus pernicieuse influence, sur l'exercice des facultés intellectuelles. On peut concevoir *a priori* que les choses doivent se passer ainsi, puisque, dans ces cas, c'est surtout la sphère psychique qui est atteinte, tandis que la sphère motrice est plus ou moins respectée.

Les troubles intellectuels, jouent dans l'épilepsie, un très grand rôle. Bien qu'ils puissent consister simplement dans la perte de connaissance qui est un des caractères de l'attaque, quelque bénigne qu'elle soit, et dans le coma plus ou moins profond, qui lui succède, il est bien rare qu'ils en restent là, et qu'ils ne se traduisent pas par des perturbations psychiques plus actives et plus prolongées. Il n'est pas vrai de dire, comme l'ont pensé certains auteurs, que tous les épileptiques soient plus ou moins aliénés. Il en est un certain nombre qui peuvent passer la plus grande partie de leur existence, sans manifester de troubles psychiques bien évidents. Cependant, on n'en est pas moins forcé de reconnaître que la plupart ont une aptitude spéciale à un dérangement intellectuel plus ou moins considérable. Celui-ci peut consister simplement en une modification du caractère ou bien en une tendance marquée à un affaiblissement progressif des facultés, pouvant atteindre le plus haut degré de la démence. Chez les enfants, l'épilepsie s'associe aux divers degrés de l'idiotie et de l'imbécilité. Mais aussi et assez fréquemment, le trouble intellectuel peut acquérir une grande importance et se manifester par des accès de délire, ayant des caractères assez tranchés pour être facilement reconnus.

Le travail le plus remarquable qui ait été produit sur les troubles intellectuels liés à l'épilepsie, est celui de M. J. Falret. Il a paru dans les archives de médecine de 1860, et je ne saurais trop vous en conseiller la lecture, car il a servi de base à toutes les études qui ont été faites depuis sur ce sujet, et reste encore, aujourd'hui, la meilleure expression de la vérité.

Les troubles intellectuels, qui surviennent chez les épileptiques, peuvent se manifester avant, pendant ou après l'accès.

Avant l'accès ils consistent le plus souvent en un trouble mental passager, marqué par un changement de caractère, une irritabilité parfois extrême, une obsession par des idées tristes dont le malade ne peut se défendre, de l'inaptitude au travail, une sensation d'anxiété générale ou une impulsion à des actes inaccoutumés. Cet état mental est assez vague; il est rare qu'il acquière une grande importance et qu'il se traduise par des actes violents. En ce cas, ceux-ci seraient plutôt le résultat de l'irritabilité maladive de ces malheureux, de la difficulté qu'ils éprouvent à supporter une contradiction, une contrariété. Les malades en auraient conscience et, par ce caractère, ces actes diffèrent absolument de ceux que les épileptiques commettent pendant ou après les crises.

Cependant, il arrive quelquefois que ce trouble

mental s'accentue davantage et que des hallucinations ne fassent naître en ce moment leurs violences. M. Weiss (1) rapporte le fait d'un malade qui, en se couchant, s'était plaint de la céphalée qui précédait ordinairement ses crises. A 11 heures, deux heures après s'être endormi, il saute au bas de son lit, saisit un paquet de vêtements et s'élance vers la porte qu'il heurte de la tête. Un gardien le poursuit à travers les salles, parvient à l'arrêter et alors le malade s'écrie: « laisse-moi, mère! ou il arrivera malheur ». On le rapporte dans son lit et il y est pris d'une attaque. Ce malade était certainement inconscient de ce qu'il faisait, mais, je le répète, ces faits sont rares et, le plus souvent, avant l'accès, le trouble mental se borne aux modifications d'humeur que je vous ai signalées. Il est important de distinguer cet état de l'aura qui, comme vous le savez, peut être intellectuelle, mais qui précède immédiatement l'accès, et n'est jamais d'une aussi longue durée.

Pendant l'attaque, le délire ne se montre qu'avec le petit mal, c'est-à-dire avec l'absence ou le vertige qu'accompagnent quelques spasmes musculaires. Il peut alors quelquefois remplacer complètement toute crise, quelque atténuée qu'elle soit ; celle-ci n'existe pas à proprement parler, ou du moins elle passe inaperçue et on ne peut en saisir aucun des signes physiques. C'est ce délire, existant seul, que Morel a décrit sous le nom *d'épilepsie*

(1) Weiss, *Clin. de Leidesdorf. Vien. med. Wooch*, nº 17, 1876.

larvée, mot sur lequel on a beaucoup discuté, et qui, en fait, est assez impropre. La larvation, étant le caractère d'un phénomène exceptionnel, on ne voit pas pourquoi on emploirait cette expression, pour désigner un symptôme que l'on considère comme un phénomène habituel, constituant un mode de manifestation normal de l'épilepsie, bien qu'il ne soit pas constant. Le mot *d'épilepsie psychique* lui conviendrait certainement mieux, surtout si l'on admet, dans la production des phénomènes épileptiques, la théorie de M. Hughlings Jackson : la décharge épileptique ne frapperait, dans ce cas, que les centres supérieurs ; le choc cérébral serait ainsi limité à la région psychique.

Quoi qu'il en soit, le délire est inconscient ; toujours le même chez le même sujet, il apparaît brusquement, il cesse de même ; tels sont ses caractères principaux.

« Un jeune garçon de 18 ans, par une nuit d'orage, se lève tout à coup, marche dans sa chambre, s'exalte, parle avec emphase, et prétend assister à la création. Il ne prête aucune attention aux prières de sa mère qui l'engage à se calmer et à se reposer, et, le matin, à 5 heures, il descend nu-pieds ; armé d'un couteau qu'il a pris à la cuisine, il sort dans la rue, marche devant lui et frappe mortellement un malheureux ouvrier, qui se trouve sur son passage. Il continue sa route, le couteau ensanglanté à la main, gesticule, prêche, déclame, absolument étranger à tout ce qui l'entoure. Arrivé à Sainte-Anne, il est dans un état d'excitation extrême; son regard est farouche, il se précipite sur tout le monde, brise tout ce qui lui tombe sous sa main. Par moment, il s'arrête, ses yeux deviennent fixes, il redresse la tête et reste en extase. On ne peut obtenir aucune réponse, ni fixer son attention. Au bout de six jours, l'accès prend fin, le calme et la lucidité reviennent; mais il ne se souvient absolument de rien. » Cet exemple, emprunté à la clinique de M. Magnan, offre un tableau très exact d'épilepsie larvée, telle qu'on l'entend par ce mot.

Dans ces sortes d'accès, les formes de délire, sont très variables : ce sont tantôt des formes expansives, d'autres fois, c'est la dépression qui domine, mais c'est beaucoup plus rare. Le plus souvent c'est un accès de manie, où l'incohérence n'est pas aussi évidente que dans la manie ordinaire, où prédominent des conceptions délirantes ambitieuses, souvent aussi de l'exaltation religieuse, et des impulsions aveugles d'une violence quelquefois inouïe.

Cet accès de délire débute brusquement; par ce caractère, il se distingue déjà de tout autre accès vésanique. Il peut être de très courte durée et constituer alors ces états que l'on a appelés *folie transitoire, folie instantanée.* Dans la plupart des cas, ces états dépendent en effet de l'épilepsie, on peut cependant les observer chez les idiots et les dégénérés, les alcooliques, les hystériques, ou encore chez les femmes en puerpéralité.

D'autres fois, la durée de l'accès est plus longue,

elle est de plusieurs heures et même de plusieurs jours. Dans tous les cas, elle est toujours plus courte que celle des accès vésaniques ordinaires, et plus longue que celle d'un accès convulsif. Echeverria explique ainsi pourquoi les accès de troubles intellectuels des épileptiques durent plus longtemps que les crises convulsives : c'est, dit-il, « parce que le pouvoir réflexe de la moelle ne peut pas être mis en action plusieurs fois de suite sans s'épuiser ; il n'en est pas de même de celui du cerveau, dont les opérations sont plus continues » (1). Ce sont en effet les centres supérieurs, ceux de l'intelligence et de la conscience, comme dit Jackson, qui, dans ces circonstances, sont le siège de la décharge.

Le délire épileptique peut donc, bien que rarement, se montrer avant la crise, ou même la remplacer, comme nous venons de le voir, mais ce qui est incontestablement plus fréquent, c'est de le voir apparaître après l'accès. Jackson prétend même que ce n'est jamais que de cette manière qu'il se manifeste. Sans nier absolument l'épilepsie larvée, il affirme que presque toujours l'accès est précédé d'un phénomène convulsif, si minime soit-il, et qu'il faut le chercher avec soin, car il peut passer inaperçu (2). Cet auteur admet aussi en principe que les accès

(1) Echeverria, *De la folie épileptique* (*américan journal of insanity*, juillet 1873).

(2) **Hughlings Jackson,** — ***Sur les troubles intellectuels passagers, après les attaques d'épilepsie*** ; ***the West Riding***, **Londres 1875.** ***Rev. des Sc. med.***, **tome VIII, p. 293.**

convulsifs imperceptibles sont ceux qui sont suivis des actions automatiques les plus compliquées et les plus durables.

Falret a décrit deux formes de délire post-épileptique, l'un qu'il appelle le *petit mal intellectuel*, accompagnerait surtout le vertige ou l'absence, l'autre ou *grand mal intellectuel*, constituerait des périodes de délire violent, en rapport avec les grandes attaques. L'observation clinique démontre tous les jours l'existence de ces deux formes, mais leur rapport avec des phénomènes convulsifs d'intensité différente, est très variable.

Le petit mal intellectuel consiste le plus souvent en un besoin de marcher, de vagabonder; le malade sort de chez lui, il va droit devant lui et parcourt quelquefois un long trajet; pendant ce temps, il montre de la confusion dans les idées, une anxiété vague qui l'oppresse. En cet état, il ne supporte aucune observation et il est porté à briser tous les obstacles qu'on lui oppose; la moindre opposition que l'on fait à ses actes, fait naître en lui une colère furieuse qui le rend éminemment dangereux. C'est alors qu'il commet des délits et des crimes, des vols, des attentats à la pudeur, des meurtres, et, dans ce cas, il s'acharne sur sa victime avec une violence terrible; puis, l'accès passé, tout souvenir de ces actes a disparu de sa mémoire. Voici un malade qui offre un exemple frappant de petit mal intellectuel, mais chez lequel les accès de délire épileptique sont accompagnés d'un état mental habituel, sur la nature duquel je m'expliquerai tout à l'heure.

Claude G..., 47 ans, tireur d'or, est dans le service depuis plusieurs années. Son père est mort d'une attaque, sa mère, alcoolique invétérée, a succombé à une cirrhose du foie, après avoir eu 14 enfants; la plupart sont morts en bas âge de convulsions, l'un d'entre eux, idiot, est mort à l'Antiquaille. Le malade a encore deux frères, l'un bien portant, l'autre, alcoolique, est affecté de vertiges et de somnambulisme ?

Ce malade n'a pas fait d'excès de boisson, il n'a pas eu la syphilis; il a eu quatre enfants morts, en bas âge, de convulsions. Il s'était toujours bien porté, lorsque, il y a 9 ans environ, il fit une chute grave sur le verglas, à la suite de laquelle il resta 5 heures dans le coma. Trois semaines après, il eut une vive frayeur : une chienne de forte taille, défendant ses petits, l'avait profondément mordu au mollet; cet accident l'épouvanta, il craignait que ce chien ne fût enragé. Quelques jours après, il eut son premier vertige, et voici dans quelles circonstances : il était chez un épicier, tout à coup, on le vit pâlir et rester immobile, les yeux ouverts, ses doigts étaient animés de petits mouvements automatiques et continus, puis il sortit dans la rue, fit un assez long trajet, et, enfin, rentra chez lui sans accidents. Tout cela s'était passé sans qu'il en eût conscience; il en avait absolument perdu tout souvenir. Depuis, des vertiges reparurent d'abord 2 ou

3 fois par mois, ensuite tous les huit jours; c'est ordinairement pendant le jour que ces accidents lui arrivent et toujours de la même manière : il reste immobile dans la position qu'il occupe, laisse échapper les objets qu'il tient à la main, et paraît étranger tout à fait au monde extérieur. Au bout de quelques minutes, la connaissance revient, et tout se borne là ; il reste ensuite alourdi, hébété une partie de la journée.

Sa femme nous raconte que souvent les choses ne se passent pas aussi simplement. Après ses vertiges, il est fréquemment poussé à sortir, à traverser la rue, à aller puiser de l'eau, sans qu'après il se souvienne de ce qu'il a fait. Un jour, il sort de chez lui malgré les sollicitations de sa femme; celle-ci le suit et de Saint-Just, où ils habitent, ils vont ainsi jusque sur le Pont-du-Change; là, sa femme l'ayant accosté, il revient à lui, et demande pourquoi ils ne sont pas chez eux. Pendant un de ces accès, il perd un parapluie et un seau, qu'il avait emportés, et jamais il ne put dire ce qu'il en avait fait. Un autre jour, étant à l'église, il enjambe la table de communion et va se cacher dans une chapelle, tout cela, sans s'en douter.

Sa femme nous dit, que si, dans cet état, on le contrarie, il devient méchant ; lui qui n'a jamais eu que la plus grande douceur à son égard, il la menace, il va même jusqu'à la frapper. La nuit, elle s'apercevait de ses crises, à ce que sa respiration devenait bruyante, et qu'après il voulait se lever et souvent sortir de chez lui. Ce malade n'a jamais eu de grandes crises.

Un autre de nos malades présenta, il y a un an, environ, un accès de délire du même genre : un jour à la chapelle, il est pris subitement d'un vertige, il se lève de sa place et se met à bousculer ses voisins en murmurant des paroles inintelligibles. Le Frère infirmier, pour lequel il a ordinairement la plus grande déférence, le prend alors par le bras et l'attire vers la porte. Mais à peine dehors, il se débattit avec violence et se mit à frapper le Frère à coups redoublés ; il s'engagea alors une lutte qui dura quelques minutes et ne cessa qu'à l'arrivée d'autres personnes qui prêtèrent main forte. Quelques instants après, il revint à lui, ne sachant pas du tout ce qui s'était passé, et tout surpris de ce qu'on lui raconta. Une pareille scène surprend d'autant plus de la part de ce malade que son caractère est d'une douceur et d'une timidité peut-être exagérées.

Les actes des épileptiques, en état de petit mal intellectuel, sont quelquefois grotesques ; telle est l'histoire de ce président de Chambre cité par Trousseau, qui après un vertige, en plein tribunal, descend de son fauteuil et va uriner dans un coin de la salle, il se montre ensuite tout étonné des rires qu'il avait fait naître dans l'assemblée.

Magnan rapporte le fait d'une cuisinière, qui, après une absence, entasse dans son pot-au-feu, des débris d'assiettes, du savon, des épluchures, etc.

Un individu, qui a fait le sujet d'une de ses cliniques, s'est fait arrêter dans l'église Saint-Roch, où il s'était déshabillé en criant : « Je veux montrer mon c.... ». Il affirmait quelques instants après qu'il n'était jamais entré dans cette église.

Un autre malade du même auteur, après une absence dans la rue, arrache la montre du gilet d'un passant et s'éloigne, la jetant dans le ruisseau. On le poursuit, on crie au voleur, on l'arrête; il revient à lui, un instant après, très surpris des gens qui l'apostrophent, il oppose les dénégations les plus formelles au sujet du vol dont on l'accuse. Ce même homme rentrait quelquefois chez lui, avec des objets dérobés de tous les côtés ; un jour même il apporta un sac de pommes de terre ; sa mère qui s'empressait de tout restituer eut beaucoup de peine à en retrouver le propriétaire, car le malade ignorait où il l'avait pris.

Pendant leurs pérégrinations, ces malades, bien qu'inconscients de ce qu'ils font, comme de ce qu'ils disent, prononcent des paroles qui n'ont pas de sens. D'autres fois, ils répondent avec une certaine justesse aux questions qui leur sont adressées, mais avec un certain égarement caractéristique. En général, ces accès, pendant lesquels ces malades errent inconscients de ce qu'ils font et de ce qu'ils disent, sont d'assez courte durée, Cependant on a cité quelques exemples dans lesquels cet état avait duré plus d'un jour.

En dehors de ces accès de petit mal, il n'est pas très rare de voir des malades être pris de l'envie irrésistible de voyager et qui ne peuvent tenir en place. C'est un état mental dont ils ont conscience, et qui paraît surtout consister en des impulsions qui s'imposent d'une manière irrésistible. M. Pivion, dans une thèse intéressante, en cite un exemple frappant (1). C'était un journalier, âgé de 44 ans, bon ouvrier et bon père de famille, qui racontait que lorsque une lubie le prenait, il quittait tout, son travail, sa famille, et il marchait devant lui, sous l'influence d'une impulsion qu'il ne pouvait dominer. C'est ainsi qu'une fois il s'éloigna de chez lui pendant 31 mois, pendant lesquels il erra en Savoie et en Suisse.

Le malade, pris de vertige au moment où il accomplit un acte quelconque, continue souvent l'acte commencé, mais d'une manière automatique, de sorte que l'acte lui-même peut en être modifié dans son accomplissement. C'est ainsi que le jeune malade que je vous ai présenté dans la dernière leçon, lorsqu'il est pris de son absence, continue à faire avec les doigts les mouvements commencés; s'il arrache de l'herbe, il continue à mouvoir les doigts de la même façon, mais ceux-ci ne font plus que gratter la terre inintelligemment. Cette tendance à continuer l'acte commencé peut, dans certaines circonstances, entraîner des conséquences fâcheuses. Un faucheur, en aiguisant sa faux, peut ainsi se mu-

(1) Pivion. *Etudes sur les troubles de l'intelligence, des penchants, de la sensibilité et de la motilité chez les épileptiques.* — Th. de Paris, 1876, nº 377.

tiler gravement ; on a cité l'exemple d'une femme qui, prise de vertige pendant qu'elle coupait des tartines de pain à ses enfants, continua à faire le même mouvement, mais en s'entaillant le bras.

On a remarqué que, chez ces malades, non seulement ils pouvaient, après un vertige, continuer automatiquement un acte commencé, mais aussi poursuivre l'idée qu'ils élaboraient au moment où l'accès s'est emparé d'eux ; mais alors, les conséquences de cette idée ne sont plus analysées par le jugement de l'individu, en raison de son inconscience, et son état d'automatisme se révèle par l'accomplissement d'un acte qui est la conséquence de cette idée et que le malade se serait gardé d'accomplir s'il avait pu faire usage de son jugement. Après l'accès, ils se montrent alors tout surpris de ce qu'ils ont fait ; ils se rappellent bien qu'ils y avaient songé, mais qu'ils n'avaient nullement l'intention de donner suite à ces idées. Cela démontre bien l'absence absolue du contrôle des facultés supérieures chez ces malades. C'est dans des circonstances analogues, qu'il a pu se faire que des malades se suicident, alors qu'ils n'en avaient nullement l'intention.

Tels sont, en général, les caractères du petit mal intellectuel. Dans la prochaine leçon nous étudierons les particularités que présentent des accès délirants d'une bien plus grande importance et que l'on connaît sous le nom de folie épileptique.

TROISIÈME LEÇON

—

TROUBLES INTELLECTUELS CHEZ LES ÉPILEPTIQUES

(Suite.)

SOMMAIRE : GRAND MAL INTELLECTUEL *ou* FOLIE ÉPILEPTIQUE.—*Exemples de grands accès délirants. — Leur durée. — Formes de délire, maniaque, lypémaniaque, religieux. — Hallucinations. — Uniformité des accès. — Caractères tranchés du délire épileptique.*

COEXISTENCE *chez le même individu du délire épileptique et d'autres délires d'espèce nosologique différente. — Observations.*

ETAT MENTAL HABITUEL *des épileptiques dans l'intervalle des accès.*

DÉMENCE ET IDIOTIE *épileptique. — Présentation de malades. — Appréciation médico-légale des troubles intellectuels de nature épileptique.*

MESSIEURS,

Le grand mal intellectuel ne diffère de celui que je vous ai décrit précédemment que par la violence et quelquefois la durée plus grande de l'accès. Tandis que le petit mal peut passer pour une bizarrerie ou un acte plus ou moins grotesque et risible, le grand mal ne saurait être ainsi méconnu ; c'est un accès de délire violent qui se rapproche de celui de la manie, avec peut-être moins d'incohérence, mais qui se caractérise surtout par de la fureur et une tendance extrême aux actes violents. Ces accès sont plus courts que ceux de la manie ordinaire, ils débutent brusquement et cessent de même, et les malades n'en conservent qu'un souvenir très incertain.

Le plus ancien fait de manie furieuse épileptique, qui, à ma connaissance, ait été rapporté, est bien celui d'Hercule. On en trouve la relation dans l'ouvrage de Josat (*Recherches historiques sur l'épilepsie*), où ce récit est copié d'Euripide et de Sénèque.

« Un jour qu'Hercule offrait un sacrifice à Jupiter, il s'arrête tout à coup, ses yeux roulent d'une manière affreuse et se remplissent de sang; l'écume coule sur sa barbe, son sourire est convulsif et forcé, il se dépouille, il se bat en l'air; un moment après, on le croit revenu à lui, quand tout à coup il prend ses armes, poursuit son père et ses enfants; il allait tuer son père lui-même quand Pallas survient, l'arrête et le terrasse. Bientôt il est plongé dans un sommeil profond. A son réveil, voyant autour de lui tous ces cadavres, il est foudroyé en quelque sorte par cette vue, et plus encore en apprenant qu'il est l'unique auteur de ce carnage. C'est alors qu'il veut se donner la mort. Son repentir est affreux. Thésée, son ami, lui persuade que ce serait une lâcheté, il consent à vivre et se retire à Athènes. »

Ce tableau offre un remarquable exemple de fureur épileptique avec tous les caractères qu'on lui a décrits depuis. On voit souvent dans les asiles d'aliénés se produire des accès de délire dont les conséquences désastreuses seraient les mêmes, si l'on n'y prenait garde.

Il y a quelques années, j'ai donné des soins à une malade, âgée de 46 ans, dont les accès présentaient évidemment le caractère épileptique, bien que pendant longtemps l'existence de l'épilepsie ait passé chez elle presque inaperçue. Cette femme était difforme, d'une intelligence anormalement développée, et elle présentait souvent des vertiges précédés par des hallucinations qui lui faisaient voir des flammes et crier « au feu ». Quelquefois ces vertiges s'accompagnaient d'accès de manie d'une violence inouïe, pendant lesquels elle poussait des vociférations, se jetait contre les murailles de sa chambre, frappait et brisait tout ce qui se trouvait à sa portée. Ces accès survenaient souvent la nuit, ils duraient quelquefois jusqu'à quatre jours, pendant lesquels, il était difficile de l'alimenter. On ne lui avait jamais vu prendre de grandes crises convulsives, mais les caractères de ces accès de délire, et la présence de l'aura qui les précédait me firent penser à leur véritable nature. Ma prévision fut bientôt justifiée, car un jour, au lieu d'accès délirants, on lui vit prendre plusieurs grandes attaques convulsives, qui, après quelques heures de rémission, se renouvelèrent avec une si grande intensité et si fréquemment qu'elle se trouva bientôt en état de mal épileptique et ne tarda pas à succomber.

Ces grands accès délirants peuvent durer jusqu'à quinze jours ou trois semaines, bien que rarement leur évolution soit aussi longue. Ils se présentent, comme nous venons de le voir, sous les dehors de la manie avec excitation et fureur ; mais, quelquefois, on les voit se traduire par du délire mélancolique. Il est moins fréquent encore que les épileptiques manifestent du délire partiel ; cependant on en a vu des exemples, et, dans ce cas, les idées délirantes exprimées revêtent souvent les caractères du délire religieux. En cela, ces malades ne font que refléter le sujet de leurs préoccupations habituelles ; ils sont en effet souvent portés à exagérer le sentiment religieux. Dans les cas congénitaux, cela vient de l'éducation religieuse qu'ils reçoivent généralement. Chez les autres, cela vient de la nature mystérieuse de la maladie ; la conscience de leur infirmité irrémédiable, le besoin de sympathie, l'espoir de guérir trouvent un appui dans la religion, et les promesses d'un monde meilleur. « Quand le sentiment religieux s'exalte jusqu'aux conceptions délirantes, un autre élément s'ajoute au phénomène, c'est la vanité, l'exagération du sentiment du moi. L'égoïsme trouve sa satisfaction dans les entrevues avec le Tout-Puissant où les révélations concernant le salut des hommes (1). »

Ces diverses formes de délire sont accompagnées d'hallucinations, ce sont elles qui compliquent le plus fâcheusement le tableau pathologique en inspirant les déterminations les plus funestes. C'est en obéissant comme un *automate* inconscient à ces hal-

(1) Voy. James Howden, *Les sentiments religieux chez les épileptiques*, *mental. science*, 1873. *Ann. méd. ps.*, série 5, t. XVI, 1876, p. 271.

lucinations, que l'épileptique est si dangereux. Chez lui, tout contrôle des sens supérieurs, de la conscience, étant supprimé, les centres sensoriels déterminent des réflexions instantanées absolument irréfléchies ; de là, ces impulsions irrésistibles qui sont quelquefois si terribles.

Comme dans les accès de petit mal, les épileptiques, en proie à de grands accès délirants, sont absolument inconscients ; ce caractère est d'autant plus important, au point de vue de la médecine légale, qu'il exclut toute responsabilité. Ils peuvent survenir à la suite du plus simple vertige, comme aussi après une période de grandes attaques convulsives. Les exemples à cet égard seraient nombreux à citer.

Un caractère sur lequel je ne saurais trop insister, c'est la ressemblance frappante qu'affectent les accès délirants de cette nature chez le même individu. Cette ressemblance est si grande et si parfaite, qu'après avoir été témoin d'un accès, on peut prédire presque à coup sûr ce qui se passera dans l'accès prochain, et même en prévoir la durée. Cette uniformité existe non seulement pour la forme générale du délire, mais encore pour les idées émises, pour les paroles prononcées, pour les actes accomplis.

Il ne faut pas croire, cependant, après le tableau un peu sombre que je viens de vous faire, que tous ces malades soient dans leurs accès d'une aussi grande violence. Un grand nombre ne font que montrer cette tendance à la violence par des injures ou des menaces, ils s'en tiennent là.

Un accès de manie épileptique se termine comme il a commencé, c'est-à-dire brusquement. Il laisse après lui de la torpeur, de l'alourdissement, état qui dure d'autant plus longtemps que l'accès a été plus long et plus violent. On est alors frappé de l'étonnement que les malades manifestent au récit de ce qu'ils ont fait et qui est pour eux nul et non avenu. Il y a là tout une période de leur existence qui échappe entièrement à leur appréciation. Cette amnésie est un caractère précieux de la folie épileptique; il la sépare entièrement de toutes les autres formes nosologiques d'aliénation mentale.

Comme vous le voyez, le caractère des accès délirants de nature épileptique est assez tranché pour se différencier nettement d'autres désordres psychiques. Cela est d'autant plus important à savoir, que sur le même sujet, il est permis de les rencontrer.

Sur le même individu, on peut, en effet, voir se manifester des troubles intellectuels de différente nature, ou du moins qui n'appartiennent pas à la même espèce nosologique. M. Magnan est le premier qui ait attiré l'attention sur ces faits cliniques qui présentent le plus haut intérêt (1). Il a montré des malades chez lesquels on pouvait remarquer la coexistence de ces divers délires. Chez les

(1) Magnan, *De la coexistence de plusieurs délires de nature différente chez le même aliéné* (*Archives de neurologie*), juillet, 1880, p. 49.

uns; le délire épileptique est associé au délire alcoolique; ce dernier, vous le savez, est constitué par des conceptions délirantes tristes et des hallucinations qui font croire, à l'individu qui en est atteint, qu'il est poursuivi par des ennemis, par des animaux, et le jettent dans une anxiété extrême. Il voit des rats, des chats, des serpents ou tout autre animal plus ou moins nuisible, dont il redoute le voisinage.

Chez d'autres malades, on peut remarquer avec des accès délirants épileptiques, non seulement le délire alcoolique, mais encore le délire vésanique proprement dit, le délire chronique qui se manifeste par de la mélancolie ou de la manie. M. Garnier (1) a publié un cas de délire épileptique, avec idées de persécution et délire mystique qui offre le plus grand intérêt. C'était un homme de 51 ans, atteint du délire des persécutions avec hallucinations de l'ouïe. Ce malade, reconnu d'autre part pour un épileptique, présentait, à la suite de ses accès, une courte phase de délire mystique dont il ne gardait aucun souvenir. C'est dans une de ces périodes, qu'étant entré dans une église et voulant s'y déshabiller, afin, disait-il, de monter au ciel, il fut arrêté et conduit à Sainte-Anne. Chez ce malade, les deux formes de délire, délire des persécutions et délire mystique, malgré leur enchevêtrement, devenaient faciles à distinguer.

(1) Garnier, *Délire épileptique avec idées de persécution et délire mystique passager. Gaz. hebd.* 27 février 1880, *Archiv. de neurologie*, octobre 1880, p. 326

La distinction de ces divers délires, chez un même individu, a une grande importance au point de vue médico-légal, car il n'est pas douteux que le degré de responsabilité n'est pas le même dans les différents cas. Tandis que l'épileptique délirant doit bénéficier d'une irresponsabilité absolue en raison de l'inconscience de son délire, il n'en est peut-être pas de même pour le persécuté ou le délirant chronique qui a conscience de ce qu'il fait, mais dont les actes sont déterminés par des idées délirantes.

Je regrette de ne pouvoir vous montrer aujourd'hui de malades présentant ce curieux complexus symptomatique, quoique cependant il y en ait plusieurs dans le service, au sujet desquels cette coexistence soit discutable, mais elle ne se présente pas avec des caractères assez tranchés, pour servir à une démonstration. J'espère plus tard avoir l'occasion de vous en montrer des exemples plus nets, car les observations de ce genre ne sont pas rares, comme en témoignent les publications déjà nombreuses qui ont été faites depuis le travail de M. Magnan.

Mais, sans chercher chez les épileptiques des formes de délire d'une espèce nosologique différente, ces malades montrent encore, en dehors de celles que je vous ai décrites, des aberrations mentales, dont il me reste encore à vous parler.

Dans l'intervalle des accès convulsifs, et alors qu'en apparence ils semblent sains d'esprit, les épileptiques présentent des troubles des facultés morales et intellectuelles qui ont une certaine importance; les modifications des facultés morales sont avant tout celles qui attirent le plus l'attention : j'ai déjà eu plusieurs fois l'occasion d'y faire allusion.

Sous le rapport du caractère, ces malheureux sont loin d'être comme tout le monde, ils sont essentiellement mobiles dans leurs appréciations comme dans leur humeur, il en est très peu qui échappent à ces altérations du sens moral. Dans notre service, le plus grand nombre présentent des aberrations de ce genre. M. Legrand du Saulle en a fait une étude très minutieuse et qui me paraît être l'expression de la vérité (1). On les voit égoïstes, méfiants, se livrant peu, ombrageux, irritables et emportés à propos des causes les plus futiles. A chaque instant, je suis obligé de faire tous mes efforts pour dissiper des animosités, des soupçons mal fondés qui pourraient, si on n'y prenait garde, déterminer de véritables révoltes.

Ils sont querelleurs, difficiles à vivre ; le moindre mot, la moindre qualification passe pour un outrage, et, aussitôt, ils en arriveraient aux coups. Ce sont des gens qui aiment à se plaindre et qui vraiment semblent faits pour semer la discorde et la haine. Cependant ils se prêtent volontiers assistance : ils exagèrent même les soins qu'ils se donnent; ils sont susceptibles de se coaliser et de réunir leurs efforts

(1) **Legrand du Saulle**, *Habitudes et mœurs des épileptiques. Gazette des hôpitaux* et *Ann. méd. psych.*, série 3, t. VIII, 1862, p. 253.

pour tomber sur le malheureux gardien contre lequel ils ont quelque grief.

Malgré cette tendance qui suppose une certaine énergie et une certaine volonté, ils se montrent aussi pusillanimes et poltrons, craignant la punition, et sous une menace, on les voit souvent abandonner brusquement les motifs plus ou moins fondés qu'ils ont invoqués, et s'éloigner après en décrivant quelque pantomime. Ils offrent des contrastes frappants ; après avoir été injurieux, menaçants, on les voit prévenants, soumis et d'une politesse allant quelquefois jusqu'à l'obséquiosité. Un de nos malades, dernièrement, avait été violent et menaçait ses camarades de les frapper avec un couteau ; il vient se plaindre à moi des prétendues insultes dont il était l'objet et sur la verte réprimande que je lui infligeai, je le vis immédiatement se taire et devenir calme et poli, paraissant avoir oublié aussitôt tous les motifs de haine qu'il avait accumulés.

Entre ces état différents des facultés morales et du caractère, il y a des états mixtes, dans lesquels ils sont calmes, modestes, réservés et pleins de bonne volonté.

Cet état moral, ce caractère que je viens d'essayer de vous esquisser repose incontestablement sur une faiblesse intellectuelle plus ou moins prononcée. L'épilepsie en effet a pour conséquence habituelle d'atténuer l'activité cérébrale. Tous ces malades ont en germe une faiblesse intellectuelle qui peut s'accroître et se changer en une véritable démence. Je ne crois pas m'écarter de la vérité en disant que les modifications morales que l'on observe chez les épileptiques, ne sont que les premiers indices de cet affaiblissement.

Cette démence (1) s'établit avec lenteur et en affectant des caractères qui la distinguent des autres démences. Au début, elle n'est pas continue, et est interrompue par de nombreux intervalles lucides. Les épileptiques montrent une difficulté de perception qui entraine la difficulté de comprendre et de retenir (lenteur de la lecture et de l'écriture), contrastant avec le souvenir facile des anciennes sensations. Chez eux, la mémoire s'affaiblit, mais à un bien moindre degré que chez les déments ordinaires. On les voit facilement prendre des manières de s'exprimer stéréotypées.

Tel est le cas de ce malade, que je vous ai présenté dans la dernière leçon, qui a présenté des accès de petit mal intellectuel et sur l'état mental duquel je m'étais réservé de revenir. Ce malade ne manifeste aucune idée délirante, sa mémoire générale paraît considérablement affaiblie au point de vue des faits ordinaires de la vie et de la notion du temps. Mais il n'en est pas de même au sujet du souvenir des lectures nombreuses qu'il a faites, et il a pris la bizarre habitude, comme vous pouvez en juger par la conversation que j'ai eue

(1) Sommer, *De la démence épileptique (arch. für. psych. und Ne-wenrk*, t. XII, bd. 3 — *Arch. de Neurol.* Juillet 1882, p. 92.

avec lui devant vous, de ne parler que par citations et par sentences. Vous l'avez entendu vous citer Voltaire, Rousseau, Bossuet, et même certaines interpellations de membres du Sénat ou de la Chambre. On est surpris de voir chez un ouvrier une semblable érudition, elle pourrait faire supposer une instruction supérieure, malheureusement il n'en est rien et on peut s'assurer que chez lui, ces citations ne s'accompagnent pas d'un travail intellectuel bien actif. Ce sont des sentences rapportées presque comme le ferait un perroquet. Ce malade prouve du reste, par sa manière d'agir habituelle, que chez lui le jugement est considérablement en défaut.

Le malade que je vais vous montrer actuellement peut passer pour un type de démence épileptique arrivée à sa dernière période.

Cet homme est âgé de 53 ans. Sa santé générale est assez satisfaisante. Depuis très longtemps il prend à des intervalles variés, des crises épileptiques sous la forme de grande attaque. Son intelligence s'est graduellement affaiblie, et il en est arrivé à l'état de démence que vous voyez actuellement. Il n'a aucune notion du temps, ni de la situation où il se trouve, il ne sait ni son âge, ni son nom. Enfin les réponses que je cherche à obtenir de lui sont, comme vous le voyez, dépourvues de sens commun, et n'exprimant que les idées les plus simples. Il est certain qu'arrivé à cette période, il est difficile d'établir une ligne de démarcation entre la démence épileptique et la démence simple, il n'existe une différence que dans leur mode d'envahissement.

Je pourrais multiplier les exemples de ce genre, mais ils n'ajouteraient rien au tableau que je viens de vous tracer de la démence épileptique. Il est à remarquer que son invasion est d'autant plus rapide que les crises épileptiques ont été plus fréquentes.

On doit distinguer ces états de démence d'autres états mentaux qui s'observent également chez les vieux épileptiques, et qui, au point de vue de la forme extérieure, ont une certaine ressemblance avec eux. Ce sont les états de stupeur épileptique.

La stupeur est une forme de trouble mental dans laquelle les facultés intellectuelles sont pour ainsi dire obnubilées pendant un temps plus ou moins prolongé. Elle s'associe à d'autres formes délirantes, mais plus particulièrement aux formes mélancoliques; et, dans ces cas, sous l'apparence extérieure d'une démence profonde, cet état voile un état intellectuel au contraire très actif. On l'a appelé démence aiguë, expression absolument impropre, l'acuité devant exclure l'idée d'un affaiblissement de fonctions. Dans l'épilepsie, la stupeur se manifeste quelquefois, surtout chez les malades qui prennent de nombreuses crises convulsives, et elle se confond avec la torpeur, l'hébétude et le coma qui suivent certaines périodes d'accès. On la distingue facilement de la démence à laquelle elle ne ressemble que par sa forme de manifestation, en ce que son existence est temporaire, ne coïncide qu'avec des périodes d'accès ou des accès violents, tandis que la démence est continue et progressive.

Si l'épilepsie date du jeune âge, circonstance la plus ordinaire, alors la débilité intellectuelle est bien plus précoce; au lieu de la démence, c'est-à-dire de l'affaiblissement intellectuel acquis après un exercice régulier des facultés, c'est l'idiotie ou l'imbécilité qu'on observe. Dans cet état, l'intelligence comme bien souvent le reste de l'organisme se sont anormalement développés et n'ont pas pu acquérir le degré de vivacité normale.

Voici un malade qui est dans le service depuis 1878, et qui, à ce sujet, présente quelques particularités intéressantes. Il a actuellement 37 ans, et ne donne aucun renseignement sur sa famille. Sa propre histoire est même très confuse pour lui, et, ce que nous en savons nous a été fourni par son beau-frère.

G., à six mois, était en nourrice : il tomba dans une pièce d'eau dont on put heureusement le retirer. Depuis cette époque, des crises épileptiques ont apparu à intervalles assez rapprochés; ces crises n'ont pas cessé d'être trés violentes, mais elles alternent assez fréquemment avec de simples vertiges. Son intelligence ne put pas se développer, c'est à peine si le malade sait lire quelques lettres; actuellement, voici ce qu'il nous présente. Il a l'aspect difforme, la tête un peu petite, les épaules rentrées, les bras très longs, et il se tient toujours courbé en avant. Il n'y a aucun trouble moteur dans les membres qui semblent normalement développés, et ont une force suffisante; c'est du reste un bon travailleur. Mais il présente une difficulté de prononciation très considérable. Pour parler, toute sa figure se contracte, ainsi que le cou, et il bégaye de telle sorte, que l'on pourrait penser, en le voyant, à l'existence chez lui d'une paralysie générale.

Avec une intelligence très peu développée, ce malade présente des bizarreries curieuses. Tout ce qu'il a d'intellect semble s'être concentré dans des préoccupations relatives à son travail et à l'emploi de son argent. Il se crée à ce sujet des obligations singulières. Ainsi, il ne peut pas me voir, sans éprouver le besoin de me raconter tout ce qu'il a fait, depuis la dernière fois que je l'ai vu, et surtout ce qu'il a dépensé, il ne m'épargne du reste aucun détail de sa vie quotidienne. Le sens pratique est très vif chez lui, il sait profiter de ce qu'on lui donne, et tirer de ses ressources le meilleur profit, au point de vue surtout de l'alimentation. Ainsi, il conserve le surplus de son vin ou de sa nourriture, pour en user plus tard, et, si on l'interroge au sujet de ses habits, des échanges qu'il fait avec ses camarades, des aliments qu'on lui sert, on est surpris de le voir répondre avec un bon sens qu'il n'a pas dans les idées d'un ordre plus élevé. Il montre en cela un état d'imbécilité qui ne va pas jusqu'à l'idiotie.

Voici un autre malade chez lequel l'épilepsie s'accompagne d'un état d'idiotie beaucoup plus prononcé. On n'a jamais rien pu lui apprendre; l'intelligence est presque absente, et il ne pourrait vivre sans assistance, incapable qu'il est de subvenir à ses besoins.

Chez ces malades, dont je viens de vous parler, l'épilepsie reconnaît vraisemblablement la même cause que l'idiotie : c'est une insuffisance de développement des centres nerveux, qui, en même temps qu'elle empêche la manifestation normale des facultés intellectuelles par suite de l'imperfection des éléments nerveux, a créé dans ces mêmes éléments ces conditions d'instabilité qui semblent présider à la production des phénomènes épileptiques.

On a dit que l'épilepsie pouvait conduire à la paralysie générale, et la présence dans cette maladie de phénomènes épileptiformes pourrait donner un appui à cette manière de voir ; mais, il n'en est rien, l'observation clinique démontre que les choses ne se passent pas ainsi. Il peut se faire qu'un épileptique puisse réaliser les conditions nécessaires pour la production de la périencéphalite diffuse, mais il le doit à d'autres causes qu'à son épilepsie; les phénomènes épileptiques que l'on observe dans la paralysie générale sont dus aux lésions corticales qu'entraîne cette maladie et n'ont rien de commun avec l'épilepsie essentielle ou idiopathique.

Les détails dans lesquels je viens d'entrer au sujet des troubles intellectuels dans l'épilepsie vous montrent la grande importance qu'ont ces phénomènes au point de vue de l'appréciation médico-légale dont ils peuvent être l'objet. A ce point de vue, l'histoire de l'épilepsie est riche en faits extraordinaires dans lesquels souvent les médecins-experts ont à faire preuve d'une grande sagacité.

Un auteur romain, Paul Zacchias (*Quæstiones medico-legales*, Romæ, 1621), s'occupant de cette névrose au point de vue du sacerdoce, déclarait, incapable de dire la messe, tout prêtre venant d'avoir une attaque, et il admettait l'irresponsabilité de l'épileptique pour les actes commis trois jours avant et trois jours après l'accès. Ce que nous savons de la symptomatologie de l'épilepsie, ne permet pas de renfermer cette irresponsabilité dans d'aussi étroites limites. Vous avez vu, en effet, combien longues pouvaient être les périodes pendant lesquelles les malades sont inconscients dans le voisinage des crises, et cette durée est si variable que, cliniquement, il est impossible de fixer le temps pendant lequel l'irresponsabilité, par suite de l'inconscience, doit être reconnue. Elle existe pendant le petit mal intellectuel, à plus forte raison dans le grand mal. La grande difficulté médico-légale est de reconnaître l'existence de ces états, et l'appréciation que l'on doit en émettre repose essentiellement sur le diagnostic des diverses manifestations psychiques de la névrose.

La chose est en général facile, si l'accès délirant a été précédé ou suivi d'une crise convulsive bien manifeste, il n'en est plus de même lorsque les convulsions font défaut ; lorsqu'il s'agit d'épilepsie larvée, par exemple. Il faut alors remonter dans l'existence du sujet ; rechercher s'il n'a pas eu de l'épilepsie nocturne, s'il n'a pas commis des actes analogues à ceux qui lui sont reprochés, et après avoir fait cette enquête, considérer les actes eux-mêmes et voir s'ils n'ont pas été accompagnés d'un état mental ayant les caractères de ceux que je vous ai décrits.

La perte du souvenir, invoquée par le sujet, sera dans ces cas de peu de secours ; on ne manquerait pas de la considérer comme un système de défense ; cependant, certaines particularités pourront lui donner de la valeur. A ce propos, aucune règle ne peut être posée d'avance, une conviction ne peut être acquise que par l'examen de chaque cas particulier. Je vous rappellerai comme considérations importantes : l'inopportunité de l'acte commis, au point de vue de l'intérêt du malade, l'attitude qu'il aura eue avant ou après son accomplissement ; s'il s'agit d'un meurtre, la manière dont il aura été perpétré, l'acharnement aveugle qu'il aura montré sur sa victime. Quoiqu'il en soit, des cas de ce genre peuvent donner lieu à de grandes difficultés ; il est quelquefois si difficile de faire partager sa conviction à des juges. Néanmoins, en présence d'un épileptique, nous nous trouvons devant un malade dont l'histoire est assez caractéristique pour que nous puissions puiser dans la symptomatologie de cette affection des arguments d'une précision incontestable.

Dans l'intervalle des accès, l'état mental que je vous ai décrit ne saurait être considéré comme enlevant à l'épileptique toute responsabilité. En cet état, on n'a pas à invoquer leur inconscience, car elle n'existe pas, mais du moins ils sont dans des conditions morales maladives et leur responsabilité doit subir une atténuation.

L'état mental des déments et des idiots épileptiques est d'une appréciation plus facile; non seulement, ils sont irresponsables, mais encore incapables d'aucune détermination réfléchie. On peut sans peine le démontrer.

QUATRIÈME LEÇON

—

MARCHE DE L'ÉPILEPSIE — ÉTIOLOGIE

SOMMAIRE : MARCHE DE L'ÉPILEPSIE. — *Accès isolés. — Périodes de crises. — Influence des Maladies intercurrentes. — Association de l'épilepsie avec des maladies organiques du cerveau, avec d'autres névroses. — Observations.*

ETIOLOGIE. — *Causes prédisposantes. — Hérédité directe, hérédité hétérogène. — Sexe, Age. — Constitution générale.*

MESSIEURS,

Maintenant que nous connaissons l'épilepsie dans ses diverses manifestations, je dois vous parler de la manière dont cette affection évolue, de sa durée et de sa terminaison. Comme l'épilepsie se manifeste par des accès intermittents, chaque accès pourrait être considéré comme une maladie, et leur retour indiquerait chaque fois une rechute. L'observation clinique écarte absolument cette manière de voir ; vous avez vu, en effet, que bien que se manifestant à des périodes souvent éloignées, ces paroxysmes reposaient sur un fond de morbidité évident; l'épilepsie doit être considérée comme une maladie consistant essentiellement en une condition particulière et permanente du système nerveux, pouvant donner naissance à des manifestations soudaines plus ou moins violentes.

Le mode d'apparition des crises épileptiques est très variable chez les différents sujets ; tantôt c'est un accès complet qui se montre comme première manifestation, tantôt ce sont des accidents plus simples qui ouvrent la scène pathologique. Chez quelques-uns tout se borne pendant longtemps à une aura; chez d'autres, ce sont de simples absences ou de petites convulsions qui peuvent passer pour des grimaces, et ce n'est que plus tard qu'à ces symptômes incomplets succède une attaque vraie, qui démontre le caractère épileptique méconnu peut-être jusque-là.

Je vous ai déjà fait remarquer l'uniformité qu'affectaient les accidents épileptiques chez le même individu, c'est là un caractère clinique important. Les malades peuvent montrer, alternativement, des vertiges, des absences, des accès de grand mal, ou bien encore des accès délirants; mais chez le même individu, chacune de ces manifestations présentera la même physionomie, la même succession dans les symptômes. S'il a de l'aura, ce qui peut ne pas lui arriver toutes les fois, elle sera de la même nature; s'il tombe, il tombera du même côté en exécutant la même forme de convulsion, si bien que lorsqu'un accès a eu lieu, dont on a reconnu la nature épileptique et les particularités, on peut prédire quelle sera la forme des accès qui suivront.

L'intensité des crises est variable : elles se manifestent tantôt le jour, tantôt la nuit; l'époque à laquelle elles apparaissent est impossible à fixer, il peut se passer quelques jours ou quelques années avant que de nouvelles crises se produisent. En général, plus le mal est ancien, plus les crises ont de la tendance à se rapprocher, mais on voit encore de nombreuses exceptions.

Quelquefois, les accès reviennent par période pendant lesquelles ils se produisent en plus grand nombre. En jetant les regards sur les cahiers de crises du service vous pouvez vous rendre compte facilement de cette particularité, mais ces périodes elles-mêmes sont très variables dans l'époque de leur apparition. Souvent la succession des accès offre un type régulier, ce qui paraît mal se concilier avec la multitude des circonstances qui, chez les épileptiques, paraîtraient susceptibles de provoquer l'apparition d'un accès ; il semblerait plutôt qu'il se fasse dans les centres nerveux comme une accumulation de force nerveuse, demandant un certain temps pour arriver à son summum avant qu'un excitant accidentel puisse en déterminer la décharge.

On remarque dans le cours de l'épilepsie des temps d'arrêt et même de longues interruptions qui peuvent en imposer et faire croire à la guérison. Un de nos malades est resté cinq ans dans une situation semblable : on le croyait guéri et on lui avait supprimé l'usage du bromure, lorsqu'un accès est venu détruire d'un seul coup toutes les espérances que l'on avait conçues. Il est bon d'être prévenu de la possibilité de faits de ce genre, pour éviter des méprises. Il est fréquent qu'à la suite de ces interruptions plus ou moins prolongées, le mal reparaisse avec une nouvelle intensité.

Dans le cours de cette longue maladie, d'autres affections intercurrentes peuvent survenir et imprimer à la marche de l'épilepsie des modifications parfois considérables. Depuis longtemps on a remarqué cette influence des maladies intercurrentes sur l'épilepsie : des travaux nombreux ont été publiés sur ce sujet. Hippocrate signalait la disparition des accès pendant une fièvre intermittente. La plupart des observateurs ont constaté que cette influence était heureuse.

Dans une thèse récente M. Seglas (1) note que sur trente-trois observations, les maladies intercurrentes, telles que : érysipèle, pneumonie, grossesse, rhumatisme articulaire aigu, brûlures, contusions, scarlatine, etc., ont eu vingt-cinq fois une heureuse influence et que huit fois seulement elles n'ont modifié en aucune façon la succession des accès. Il est à remarquer que parmi ces maladies, ce sont en général celles qui sont le plus aiguës et qu'accompagne le plus de fièvre qui ont le plus d'effet.

Pendant une pleurésie, qui évolua lentement et eut un dénouement fatal, un de nos malades vit tout à fait disparaître ses accès, tandis qu'auparavant ils

(1) Seglas. Thèse, Paris, 1881.

se montraient plusieurs fois par semaine. Un autre qui souffre depuis longtemps d'une ostéite suppurée du fémur, malgré le triste état dans lequel l'a mis cette maladie, jouit de la même immunité, ses crises ne reparaissent plus.

Dans les cas où la maladie intercurrente a eu une heureuse influence, on a constaté que cette influence ne se faisait sentir que pendant son cours, et qu'ensuite le mal épileptique revenait avec la même violence. Il est bien rare qu'elle se continue après et qu'elle détermine la guérison.

Les troubles utérins, l'établissement de la menstruation, l'apparition de chaque époque menstruelle ou bien encore les rapports sexuels, peuvent souvent être considérés comme le point de départ de la maladie ou le signal d'accès plus fréquents.

La grossesse peut exercer une influence heureuse, mais on la voit aussi être la cause d'une recrudescence des accès de haut mal, c'est ce que nous avons pu observer sur une malade de la consultation, dont les accès sont devenus beaucoup plus violents et plus fréquents depuis le commencement de sa grossesse.

M. Terrillon (1) a publié dernièrement l'observation d'une femme, qui, affectée d'épilepsie depuis l'âge de 7 ans, vit, à partir du début de la menstruation, les accès convulsifs reparaître périodiquement

(1) Terrillon, *Note sur un cas d'épilepsie d'origine réflexe.* (*Ann. de gynéc.*, juin 1881, p. 401.)

au moment de chaque époque cataméniale, et chez laquelle deux grossesses n'eurent d'autre effet que d'augmenter considérablement le nombre des accès.

L'Epilepsie s'associe souvent à d'autres maladies nerveuses, et cette association est telle, que l'on peut penser qu'elle n'est qu'une des formes de la prédisposition névropathique générale. On la voit chez des individus atteints de paralysies ou d'atrophies des membres, qui sont sous la dépendance d'affections cérébrales anciennes. Dans ces cas, elle est symptomatique, absolument liée à la maladie cérébrale organique dont elle est une des manifestations; mais, même réduite ainsi à l'état d'accident épileptiforme, elle revet absolument les mêmes caractères dans son évolution que si elle était essentielle. Je puis vous présenter plusieurs malades qui en sont des exemples.

Pétrus P., âgé actuellement de 53 ans, est dans le service depuis 5 ans. Voici ce qu'il raconte de sa famille: Son père est mort subitement à 66 ans, sa mère est morte à 80 ans, dans la démence. Il n'y a ni épileptique ni aliéné parmi ses parents.

Quant à son histoire personnelle, P. a eu dans son bas âge, des convulsions qui lui ont laissé de la parésie avec déformation de la moitié droite du corps. Il aurait fait plus tard une autre maladie grave, dont il ignore le nom.

A 41 ans, il prend sans cause appréciable, sa première attaque de grand mal avec perte de connaissance et convulsions. Il est vrai qu'auparavant, il avait toujours eu des vertiges, des étourdissements, et probablement de l'épilepsie nocturne. Son caractère en outre était timide, peureux, et bien souvent son imagination lui représentait des idées fausses ou bizarres.

Ce qu'il y a de curieux à notér, c'est qu'il n'a jamais eu que 6 grandes crises de haut mal, tandis que les vertiges étaient fréquents. Avant sa crise, il éprouve une sensation de fatigue, de brisement de tout le corps, puis il tombe, reste 10 minutes sans connaissance. Après quoi, il revient à lui; sans savoir ce qui s'est passé. Il n'éprouve même pas cette fatigue consécutive, qui avertit la plupart des malades qu'ils viennent de prendre une crise.

Quant aux déformations que lui ont laissées les convulsions de son enfance, voici en quoi elles consistent :

Du côté du bras droit, nous trouvons une atrophie considérable des muscles de l'épaule. L'omoplate de ce côté est soulevée et immobile. Au bras, l'humérus est plus court que son congénère de deux centimètres. La masse musculaire est considérablement diminuée de volume; le biceps existe encore, mais il est contracturé et détermine la demi-flexion de l'avant-bras sur le bras. A l'avant-bras, les os sont raccourcis de la même façon (1 centimètre) les muscles antérieurs sont contracturés, les postérieurs, atrophiés. La main est en pronation et en flexion, avec les doigts en griffe. Ici encore nous notons de l'atrophie osseuse et musculaire.

Pas de déformations du côté du membre pelvien à droite. Mais la colonne vertébrale est légèrement portée à gauche.

A la face nous notons, à gauche un tic, qui intéresse tous les muscles de ce côté. La commissure labiale est portée en haut, l'orbiculaire palpébral se ferme en même temps et plusieurs fois de suite. Asymétrie notable.

Le côté droit de la face est paralysé, le sillon naso-commissural de ce côté est très marqué. Le malade parle sur le coin de la bouche à gauche. Du côté gauche, la face semble aplatie, déprimée ; au crâne c'est plus remarquable encore. La région frontale est moins saillante que du côté droit, même déformation de la région pariétale. Son intelligence est peu développée. Le malade parle beaucoup, mais hélas! ses idées sont peu élevées. Le sujet le plus futile, est pour lui l'objet de commentaires aussi ennuyeux que peu variés.

Il est incontestable que chez ce malade les phénomènes épileptiques dépendent directement de l'atrophie cérébrale, déterminée par une lésion organique du cerveau, survenue chez lui dans son enfance, et les accès, vous le voyez, offrent les mêmes caractères que s'il s'agissait d'une épilepsie idiopathique.

Voici un autre malade qui présente à peu près les mêmes caractères ; il est âgé de 23 ans ; on ne trouve pas trace dans sa famille d'accident nerveux, mais son père est alcoolique. A 4 ans, sans cause connue, il prend une crise épileptiforme avec chute, perte de connaissance, convulsions, après laquelle il serait resté trois heures dans le coma. Six mois plus tard, il aurait eu le croup, après quoi sont survenues des crises semblables à la première, à intervalles plus ou moins éloignés. Une aura les précède; c'est une sensation d'étouffement qui remonte de la poitrine à la gorge et dure assez longtemps pour que le malade puisse monter des escaliers ou chercher une chaise. Un caractère de ces crises, c'est d'être sérielles ; elles paraissent par périodes pendant lesquelles on peut en compter 8 ou 10 par jour; elles surviennent indifféremment le jour ou la nuit.

Ces crises ont coexisté avec une hémiplégie incomplète du côté gauche, qui persiste actuellement. La jambe gauche est manifestement plus faible que la droite ; de plus, elle a subi des modifications caractéristiques, le malade marche avec beaucoup de difficulté sur le bord externe du pied ; le bras gauche est plus court que le droit de 2 centimètres ; il est aussi moins bien musclé et est le siège de mouvements choréiques, quand le malade fait un effort ou un acte de précision. Du côté de la face, on remarque une légère asymétrie ; le côté gauche est un peu aplati ; le front, qui est proéminent, est moins bombé de ce côté, tandis que la bosse pariétale droite fait une saillie plus prononcée ; enfin la région occipitale est fortement aplatie. L'intelligence est plus développée, mais elle paraît s'affaiblir de plus en plus.

Ce malade est évidemment dans les mêmes conditions que celui que je vous ai présenté en premier lieu, il doit certainement son épilepsie à la lésion cérébrale ancienne qui siège évidemment dans l'hémisphère droit et dont il montre des signes indubitables. Remarquez aussi que chez lui l'évolution de son épilepsie ne diffère nullement de celle que nous pouvons observer chez des malades qui n'ont pas trace de lésion organique.

Mais, ce n'est pas seulement avec des affections organiques du cerveau qu'on voit le *morbus sacer* coïncider; c'est aussi avec d'autres névroses, qui ont un degré de parenté plus rapproché avec lui.

Une de nos malades, en même temps que ses accès survinrent, à la suite d'une frayeur en 1870, a vu apparaître, dans la partie gauche de la face, un tic convulsif qui, depuis, n'a jamais cessé de se manifester. Une autre présente du nystagmus depuis le début de son épilepsie.

L'hystérie se montre quelquefois avec l'épilepsie dans des états qu'il ne faut pas confondre avec l'*hysteria major* ou hystéro-épilepsie : maladie à part, que je me réserve de vous décrire plus tard; dans ces cas, les attaques hystériques ou épileptiques sont séparées, ou bien les phénomènes de l'hystérie ou de l'épilepsie convulsive sont confondus en proportions variables. Plusieurs de nos malades montrent des exemples de cette association ; mais il me paraît préférable de vous les présenter après que nous aurons étudié cette autre forme de névrose.

L'épilepsie s'associe aussi avec la chorée; je puis vous en montrer un exemple remarquable par sa netteté.

C'est une malade, âgée de 19 ans; son père aurait été aliéné et enfermé à Bron dans le courant de l'année 1878. Sa mère est nerveuse, mais ne prend pas de crises. Tels sont les antécédents héréditaires que l'on peut noter.

Quant à son histoire personnelle, la malade s'est toujours bien portée jusqu'à sa onzième année. A part une vivacité très grande dans les mouvements et une céphalalgie frontale fréquente, elle ne présentait rien d'anormal. Elle avait même échappé aux maladies de l'enfance; elle n'eut pas non plus de convulsions.

Au mois de janvier 1875, elle est prise tout à coup de mouvements choréiformes, qui nécessitent un premier séjour à la Charité. Ces mouvements étaient survenus à la suite d'une frayeur et se limitaient au côté droit. Rien d'anormal au cœur. Au mois de mai, c'est-à dire quatre mois plus tard, la malade sortait guérie. On l'avait traitée par des séances de glace.

Au mois de février 1877, les mouvements choréiques revinrent sans cause appréciable, toujours prédominants du côté droit; mais les membres du côté gauche n'étaient plus complètement indemnes. Admise de nouveau à la Charité, la malade voit son état fort amélioré par des injections hypodermiques de liqueur de Fowler. A la fin du mois de mars, le traitement arsenical fait place aux séances de glace. Au bout de 26 séances, la malade pouvait enfiler une aiguille, et enfin, à la 34e séance, elle sortait à peu près guérie, vers le 1er juin.

Une frayeur, survenue au mois de janvier 1878, détermine le retour de la chorée, et la malade entre à la Charité pour la troisième fois.

Les mouvements choréiques, à cette époque, se sont étendus à tout le corps. Ils prédominent pourtant du côté droit. La liqueur de Fowler et les pulvérisations d'éther le long de la colonne vertébrale modifient les accidents, au point que la malade sort à peu près guérie au mois d'avril de la même année.

Après sa sortie, les mouvements choréiques reviennent surtout dans les membres supérieurs. Quatrième séjour à la Charité, du 26 juillet au 14 décembre 1878. Amélioration notable.

Le 10 février 1879, la malade revient à la Charité pour la cinquième fois. Les accidents, cette fois, ne font qu'empirer, et, vers le milieu du mois de juin, se déclarent tout à coup des accès épileptiformes bien caractérisés. Aura débutant par la jambe droite, perte de connaissance absolue et convulsions. Ces accès se répètent à intervalles de plus en plus courts et coïncident avec l'apparition des premières règles, qui sont à peine marquées. Vers le 15 septembre, hallucinations de la vue et de l'ouïe. La malade parle de personnages imaginaires, qu'elle voit et qu'elle entend. A côté de ces accidents épileptiformes, apparaissent des symptômes d'hystérie.

Les larmes sont faciles, coulent à la moindre cause. Anesthésie complète de tout le corps, tellement que la malade ne sent pas la douche froide à laquelle on la soumet.

Enfin, elle monte à l'Antiquaille, où elle est admise dans notre service, le 20 septembre 1879. L'état de la malade s'améliore petit à petit; les mouvements choréiques disparaissent lentement, mais les crises sont toujours fréquentes.

Au mois de janvier 1882, les mouvements choréiques entrent dans une phase de recrudescence : ils disparaissent au mois de novembre de la même année. A cette époque, on note aussi une amélioration notable de l'état hystérique. Les crises épileptiques reviennent de loin en loin.

Actuellement, l'état de la malade est bien satisfaisant. Cependant, elle a conservé encore quelques mouvements involontaires dans le bras droit, ce qui lui interdit les travaux de précision. Les crises sont rares : une émotion vive en est parfois la cause déterminante.

Le facies de la malade respire une intelligence peu développée ; les facultés intellectuelles sont obtuses en effet. Asymétrie de la face. Les pommettes font une saillie bien appréciable par rapport aux faces latérales du crâne. En même temps, il est curieux de noter la petitesse de la tête, principalement à la région frontale, qui est remarquablement étroite; on dirait qu'elle a été serrée, comprimée dans un étau.

Je vous ai rappelé tous les détails de cette observation, car ils me paraissent importants. Ils montrent d'une manière très manifeste l'épilepsie s'établissant à la suite d'une chorée et s'accompagnant de phénomènes hystériformes; tout cela, chez un sujet dont les antécédents névropathiques sont indéniables. Je crois que des faits de ce genre, sont de nature à faire supposer que ces différentes névroses ont entre elles des liens de parenté évidents et reposent toutes sur un même terrain pathologique, c'est-à-dire la constitution névropathique. L'étude des causes de l'épilepsie ne fera, du reste, que renforcer cette manière de voir.

Les *causes* de l'épilepsie se divisent en deux classes : les causes prédisposantes et les causes déterminantes ou excitantes, mais, de ces deux classes il est incontestable que c'est la première qui a la plus grande importance.

La première de toutes les causes prédisposantes, c'est l'hérédité; l'influence de l'hérédité sur l'épilepsie a été très contestée, on a été jusqu'à prétendre qu'elle n'existait pas. Beaucoup d'autres auteurs, au contraire, en proclament l'importance et je crois qu'ils ont raison. Mais, d'où peut provenir cette divergence d'opinions? Cela tient à plusieurs raisons que je vais vous exposer.

Si l'on cherche l'hérédité directe, c'est-à-dire l'épilepsie chez les ascendants immédiats de nos malades, on est surpris de la trouver si rare, si bien que les cas où on la rencontre, peuvent passer pour exceptionnels. Sur 211 cas d'épilepsie que nous avons pu réunir dans le service ou à la consultation, nous n'en trouvons que 20 qui présentent cette circonstance, soit 9,47 0/0. Ce chiffre est bien minime; il serait sans doute plus élevé, si nous avions recherché l'existence de la maladie chez les grands-parents; car, suivant Boerhaave, souvent l'épilepsie saute une génération. Néanmoins, il ne serait pas encore assez important pour nous convaincre de l'influence de l'hérédité sur cette maladie.

Mais ces faits, qui paraissent contradictoires à l'assertion que j'émettais tout à l'heure, peuvent s'expliquer par diverses circonstances : d'abord, il est assez difficile d'obtenir des renseignements à ce sujet et puis, il faut tenir compte des cas, plus fréquents qu'on ne croit, où, de bonne foi, l'épilepsie a été méconnue. Mais il est une circonstance qui me paraît mieux encore expliquer ces contradictions, et à laquelle certains auteurs n'ont pas prêté, à mon avis, une suffisante attention; c'est que, en général, les enfants d'épileptiques vivent peu, la plupart meurent en bas âge, emportés le plus souvent par des convulsions. Voici un exemple qui est frappant à cet égard et qui est rapporté par M. Langdon Carter Gray, dans un mémoire qu'il a publié sur l'hérédité de l'épilepsie dans les *Archives of médecine*, vol 1, n° 2, New-York, avril 1879.

Il s'agit d'une Américaine, âgée de 40 ans, qui, sujette à l'épilepsie, transmit sa maladie à tous ses enfants, au nombre de *neuf*, quatre filles et cinq garçons; or, tous ses enfants moururent en bas âge, dans des convulsions. L'influence de la maladie maternelle fut d'autant plus marquée, qu'elle avançait en âge; les trois premiers enfants sont ceux qui vécurent le plus longtemps, un atteignit l'âge de 30 mois et eut des convulsions moins violentes et moins fréquentes : Les quatre suivants moururent rapidement, et eurent continuellement des convulsions; enfin, les deux derniers ne vécurent que quelques heures après la délivrance, et dans le coma. M. Foville (1) concluait, en 1868, de ses recherches personnelles, que des parents épileptiques couraient le plus grand danger de perdre en bas âge une proportion considérable de leurs enfants, et que, parmi les survivants, un quart environ héritaient de la maladie. Echeverria (2), dans un travail récent, arrive aux mêmes conclusions; ses recherches ont porté sur un grand nombre de cas, et voici les résultats qu'il a obtenus : 136 épileptiques mariés ont engendré 533 enfants, sur lesquels 195 sont morts de convulsions en bas âge, et parmi les survivants on compte 78 épileptiques. En présence de ces faits, il n'est pas possible de ne pas considérer l'épilepsie, comme une affection,

(1) A. Foville. *Recherches cliniques et statistiques sur la transmission héréditaire de l'épilepsie* (*Ann. méd. psych.*, série 4 tome XI. p. 203, 1868.)

(2) Echeverria. *Mariage et hérédité des épileptiques. American journal of insanity*, octobre 1880.

non seulement essentiellement héréditaire, mais comme la maladie dont l'hérédité est la plus fatale(1).

La grande mortalité des enfants d'épileptiques a bien pu égarer les observateurs, d'où les contradictions que je vous signalais tout à l'heure ; si on trouve peu d'épileptiques ayant contracté leur maladie par hérédité directe, c'est parce qu'un grand nombre d'entre eux n'ont pas vécu, ce qui peut faire supposer que, si cette mortalité n'existait pas, l'épilepsie serait une maladie bien plus fréquente qu'elle ne l'est en réalité.

Si, en généralisant plus l'influence héréditaire, on comprend, parmi les maladies des ascendants, non seulement l'épilepsie seule, mais encore les autres affections nerveuses qui sont nées du terrain névropathique commun, et qui, comme nous l'avons vu, peuvent se transformer les unes dans les autres, les statistiques que l'on obtient, deviennent beaucoup plus affirmatives; sur nos 211 malades, 59 présentaient une hérédité névropathique, soit 27,96 pour cent. Echeverria (2), sur 300 cas, en trouve 28 pour cent ; Reynolds (3), sur un plus petit nombre, en compte 31 pour cent. Enfin Gowers (4), qui, par sa situation de médecin de l'Hôpital national des paralytiques et des épileptiques de Londres,

(1) H. Martin. *De la mortalité des enfants d'épileptiques.* (*Ann. med. psych.*, 1878.)

(2) Echeverria. *On épilepsy,* New-York, 1870, p. 183.

(3) Reynolds. *Epilepsy, etc.* (London 1861, p. 124).

(4) Gowers. *On épilepsy,* London, 1881.

a pu faire de très nombreuses observations, déclare que, sur 1,218 épileptiques observés par lui, il y en avait 429 (soit 35 pour cent), qui présentaient manifestement de l'hérédité nerveuse.

Ce même auteur constate que les cas héréditaires sont plus nombreux chez les femmes ; sur 429 cas, il trouve 225 femmes et seulement 214 hommes. L'épilepsie du reste, en dehors de toutes considérations d'hérédité, est certainement plus fréquente chez les femmes que chez les hommes. Il en est de même pour d'autres névroses; cela prouve une fois de plus ce que l'on a remarqué depuis longtemps, c'est la plus grande aptitude des femmes à la prédisposition nerveuse.

On a prétendu que d'autres affections constitutionnelles, que des maladies nerveuses pouvaient avoir quelque influence sur la transmission de l'épilepsie, et on a cité le rhumatisme et la tuberculose, comme jouissant de ce triste privilège ; mais les recherches faites jusqu'à ce jour sur ce point, ne paraissent pas suffisamment démonstratives.

Quant à l'épilepsie congénitale ou connée, celle qui serait due à une prédisposition créée chez des enfants par des accidents survenus dans le cours de la grossesse, la mère étant indemne de toute prédisposition constitutionnelle, quelques faits rares semblent prouver son existence, mais ils paraissent exceptionnels.

Age. — L'âge le plus favorable à l'éclosion de l'épilepsie est de 10 à 20 ans, et ce n'est qu'exceptionnellement, qu'en tant qu'affection idiopathique, on la voit se manifester après 40 ans.

Tempérament. — Une cause prédisposante a été signalée, qui ne paraît pas sans une certaine importance, c'est le tempérament, la constitution de l'individu. Certains médecins ont pensé que le développement exagéré de la musculature était l'apanage d'une constitution épileptique (*morbus herculeus*). Dans le fait, il existe une épilepsie par pléthore (*epilepsia plethorica*, de Sauvages, angiosthénique d'Esquirol, sanguine d'Hoffmann, gastrique de H. Pommay). M. le professeur Lépine en a publié plusieurs exemples. Pour Pommay, elle serait d'origine réflexe, et résulterait de l'irritation du pneumogastrique, produite par l'ingestion immodérée d'aliments, que l'on observe chez les gros mangeurs, d'où le nom d'épilepsie gastrique ; pour lui, ce serait plutôt la surcharge stomacale que la surcharge sanguine, qui serait la cause réelle des accès convulsifs.

Mais la pléthore, en vérité, est une circonstance qu'il est assez rare d'observer chez nos malades ; les épileptiques sont bien plus souvent des individus délicats, plus ou moins anémiés, présentant en un mot les signes d'un affaiblissement général de la constitution. Cet affaiblissement leur est survenu par la misère, les excès, l'onanisme, les hémorragies ou des maladies générales qui ont laissé, après elles, un état cachectique plus ou moins prononcé.

CINQUIÈME LEÇON

—

CAUSES DÉTERMINANTES DE L'ÉPILEPSIE — ANATOMIE PATHOLOGIQUE PATHOGÉNIE — DIAGNOSTIC — TRAITEMENT

SOMMAIRE : Etiologie — *Causes dterminantes. — Epilepsie symptomatique, maladies organiques du cerveau. — Traumatisme. — Alcoolisme. — Saturnisme, mercure. — Syphilis tertiaire.*

Epilepsie réflexe. — *Dentition. — Vers intestinaux. — Irritation périphérique.*

Epilepsie idiopathique. — *Emotion morale.*

Anatomie pathologique. — *Diagnostic. — Traitement.*

Messieurs,

Les causes déterminantes de l'épilepsie sont très nombreuses, et, pour mettre de l'ordre dans leur description, il me faut recourir à la division que j'établissais au début de ces conférences : en épilepsie symptomatique et épilepsie idiopathique.

L'épilepsie est dite symptomatique, lorsqu'elle est liée à des altérations plus ou moins profondes des centres nerveux ; dans ces cas, elle semble déchoir du rang de maladie ou d'entité morbide qu'on lui a assigné, elle ne devient plus qu'un symptôme et l'on ne désigne les accidents par lesquels elle se manifeste, que par le terme de phénomènes épileptiformes. Cependant, la nature de ces accidents est bien la même et, dans beaucoup de circonstances, comme j'ai eu l'occasion de vous le faire remarquer, il est impossible de les différencier. On le peut encore, lorsqu'on n'observe que des accès passagers, ne se renouvelant plus, quand l'affection organique a été modifiée; mais, que dire de ces cas nombreux, dans lesquels l'épilepsie se développe avec ces caractères propres de chronicité de longue durée, en même temps qu'il existe une altération organique rendue évidente par d'autres symptômes pathognomoniques? Là, sa marche est absolument la même que si aucune lésion organique n'existait, et l'on paraît avoir affaire à la même maladie.

La tendance de l'esprit scientifique moderne à trouver une cause tangible aux phénomènes observés fait que l'on est bien près de croire que toute épilepsie soit symptomatique. Telle est l'opinion de Lasègue, qui ne considère comme épilepsie vraie que celle qui résulte d'une malformation crânienne, mais encore faudrait-il préciser la nature de cette malformation et en constater l'existence dans tous les cas observés. Or, il résulte en particulier du travail de Garel (travail qui a été fait dans notre service) que l'existence de cette malformation est loin d'être démontrée et qu'elle peut se rencontrer chez des individus indemnes de toute manifestation convulsive.

Certainement, considérer l'épilepsie comme exclusivement symptomatique est un idéal qu'il est bon de poursuivre, mais que l'on ne pourra considérer comme atteint, que lorsqu'on ne trouvera plus de cas, dans lesquels aucun signe caractéristique et constant ne peut se découvrir. Il en est de même de l'aliénation mentale avec laquelle, du reste, l'épilepsie a tant de points de contact. Quoi qu'il en soit, que l'on considère les accès comme des accidents épileptiformes ou comme manifestations de l'épilepsie vraie, il est incontestable qu'on les voit se manifester dans un grand nombre de maladies des centres nerveux.

Chez les malades que je vous ai présentés dans la dernière leçon, il s'agit d'atrophie cérébrale, à la suite de lésions localisées survenues dans l'enfance; vous avez vu que chez eux la maladie évoluait de la même manière que chez tel autre épileptique qui paraît n'avoir jamais eu à souffrir du cerveau. Un traumatisme crânien peut avoir le même résultat. En voici un exemple :

Ce malade est âgé de 50 ans; il ne présente pas d'antécédents héréditaires, il est sobre, ne boit pas et n'a jamais eu la syphilis. A 20 ans, il reçut sur le front, à peu près sur la ligne médiane, un coup de pied de cheval. A la suite de ce traumatisme, un séquestre volumineux s'élimina et laissa cette dépression que vous voyez, qui mesure 2 centimètres de longueur environ sur 1 centimètre de large, au fond de laquelle il semble qu'on sente, avec le doigt, les mouvements d'expansion du cerveau ; la cicatrisation du reste est complète et il n'y a pas de douleur à ce niveau. Un an après l'accident, le malade prit sa première crise d'épilepsie, qui fut caractérisée très nettement par un cri initial, la perte de connaissance et des convulsions. Depuis, les crises sont revenues environ tous les mois sans troubler beaucoup les fonctions intellectuelles ; le malade est assez intelligent et sa mémoire n'est pas affaiblie. Nous le voyons depuis un certain temps à la consultation gratuite, Son état a été considérablement amélioré par l'usage du bromure de potassium. Depuis le mois de décembre dernier il n'a pas eu de crises.

Chez ce malade, il est évident que le traumatisme qu'il a subi et dont il porte des traces si profondes, a déterminé dans le cerveau une lésion organique chronique, vraisemblablement de la méningite localisée, et que cette lésion est la cause directe des phénomènes convulsifs qu'il éprouve. Il peut se faire dans certains cas, et les exemples n'en sont pas rares, qu'un traumatisme (chute ou coup sur la tête) détermine l'apparition de crises épileptiques, sans laisser aucune ; trace l'épilepsie peut se rapporter, dans ces cas, à de la commotion cérébrale.

On doit aussi considérer comme symptomatiques, les crises d'épilepsie partielle, qui surviennent chez les individus qui ont des lésions de la substance corticale dans ses régions motrices (tumeur, méningite). Cette épilepsie s'associe à des paralysies partielles, et a été remarquablement étudiée par Hughlings Jackson, d'où le nom d'épilepsie Jacksonnienne.

C'est encore à l'épilepsie symptomatique que doivent se rapporter les cas dans lesquels les centres nerveux ne sont pas altérés dans leur texture, mais sont modifiés non moins matériellement par des altérations survenues dans la composition du sang, par suite de l'absorbtion de certains poisons (ciguë, plomb, mercure, alcool, absinthe) ou par l'intoxication urémique qui complique le mal de Bright ou quelquefois la grossesse. Il ne s'agit souvent, dans ces cas, que de manifestations épileptiques passagères, transitoires, que l'on peut même désigner sous le nom d'éclampsie. Il n'en est peut-être pas tout à fait de même de l'alcool qui peut déterminer dans les centres nerveux, des lésions durables, chroniques, que l'on peut considérer à bon droit, comme cause d'une épilepsie permanente. Il en est de même de la syphilis, dans sa période tertiaire, qui peut donner lieu à des méningites, à des tumeurs spécifiques, dont la présence, à la surface du cerveau, peut déterminer des accès convulsifs. M. Fournier (1), enseigne que la syphilis, dans sa période secondaire, peut également produire l'épilepsie, et cela en dehors de toute lésion réelle supposable des centres nerveux ; cet auteur la considère, dans ces cas, comme une simple névrose spécifique de peu de gravité, et qui disparaît avec le traitement.

On a décrit bien des cas, dans lesquels l'épilepsie

(1) Fournier, *De l'épilepsie syphilitique secondaire* (*Ann. de dermatologie et de syphiligraphie*, nº 1 et 2, 1881).

paraissait reconnaître pour cause une action réflexe déterminée par l'irritation de nerfs périphériques, comme dans la dentition, les vers intestinaux, ou bien encore, l'irritation d'un nerf sensitif compris dans une cicatrice. Brown-Sequard a réuni 41 cas d'épilepsie chez des individus qui avaient eu une lésion traumatique ou une irritation du sciatique ou de ses ramifications; Billroth et Schäffer ont cité des cas d'épilepsie ayant succédé à une contusion de ce nerf; Land (de Bordeaux) a publié une observation d'épilepsie résultant de la blessure du nerf médian par une balle. Ces cas d'origine réflexe sont relativement rares; leur étude offre un grand intérêt au point de vue de la pathogénie de l'affection qui nous occupe.

On a aussi décrit une épilepsie vaso-motrice, provoquée par le spasme ou le relâchement des vaisseaux (Bernhardt). L'irritation des nerfs viscéraux peut aussi la provoquer, telle est l'épilepsie gastrique dont je vous ai parlé. Elle peut encore être le résultat de la présence de calculs biliaires ou urinaires, de divers états pathologiques de l'utérus (antéversion). La menstruation paraît avoir une influence évidente sur la production des crises convulsives; elles apparaissent souvent à la puberté, au moment où cette fonction s'établit, il n'est pas rare de les voir coïncider ensuite avec les époques menstruelles.

On attribue généralement une influence très grande aux émotions morales, dans la production de l'épilepsie; la frayeur semble particulièrement jouer un rôle important. Dans la grande majorité des cas, c'est la cause à laquelle le mal est attribué; mais il faut penser que son importance est quelque peu exagérée, la véritable cause devant être habituellement recherchée plus haut, c'est-à-dire dans la prédisposition individuelle. Il en est de même de bien d'autres causes, qui ne paraissent pas avoir l'importance que certains auteurs, et surtout le public, leur ont attribuée : tels sont les excès sexuels, l'onanisme (Sennert appelait le coït : epilepsia brevis) les névralgies, les impressions sensorielles trop violentes, toutes ces causes sont aptes à provoquer les crises convulsives, mais ne peuvent être considérées comme produisant réellement l'épilepsie dite idiopathique. Elles sont certainement insuffisantes par elles-mêmes et ont besoin pour devenir effectives, d'être associées à une prédisposition névropathique antérieure.

Existe-t-il des lésions du système nerveux, qui puissent être considérées comme appartenant en propre à l'épilepsie ? Les lésions, dans les centres nerveux, sont très nombreuses, mais malheureusement il n'y en a aucune qui ait un caractère constant. On a coutume, pour se rendre compte de la nature de ces lésions, de les distinguer en lésions primitives et lésions secondaires. Celles qui forment le premier groupe seraient certainement les plus importantes, puisque c'est à elles que l'on devrait attribuer la production des symptômes observés, mais elles sont si variables, que la plupart ne peuvent offrir de caractère pathognomonique. On a décrit surtout les déformations du crâne, comme pouvant revêtir ce caractère; ou bien les os du crâne sont épaissis ou déformés, déprimés en quelque partie (Lunier 1852), ou bien la face est moins développée qu'à l'état normal (Dumas 1810), ou bien encore, c'est une asymétrie fronto-faciale produite, d'après Lasègue (1881) par un vice de consolidation des sutures de la base. Kussmaül et Tenner, Solbrig, Hoffmann ont décrit le rétrécissement de l'orifice supérieur du canal vertébral par affections de l'axis ou de l'atlas, déterminant la compression de la moelle allongée : d'autres auteurs, tels que Delasiauve, Loiseau, Ferrus ont publié des observations de plaques osseuses des méninges ; enfin, certains observateurs (Beaume, Delasiauve, Echeverria, Meynert, d'Olier, Bra) ont signalé l'inégalité de poids des hémisphères. Toutes ces lésions peuvent, en effet, se rencontrer, mais elles ont toutes ce fâcheux caractère, c'est de ne pas être constantes et, par là, elles perdent toute valeur au point de vue de leur relation avec la production de l'épilepsie.

Je ne parlerai pas des affections organiques nombreuses que l'on rencontre dans l'encéphale des épileptiques, tels que tumeurs, scléroses de certaines parties ; par leur variabilité, elles n'ont pas de rapports avec l'épilepsie idiopathique (1). Mais il en est

(1) Il est à remarquer que ces lésions organiques affectent principalement la couche corticale.

une sur laquelle un grand nombre d'observateurs ont particulièrement insisté, je veux parler des lésions de la Corne d'Ammon. (Bouchet, Pfleger, Sommer, Coulbault, thèse de Paris, 1882.) Ces lésions se traduisent par une atrophie avec sclérose plus ou moins considérable de cet organe. Mais les altérations de la corne d'Ammon sont loin non plus d'être constantes, et paraissent plutôt appartenir au groupe des lésions secondaires ; elles seraient le résultat des congestions répétées qui résultent des attaques successives.

Lorsqu'on fait l'autopsie d'un malade mort en état de crise, on observe dans les centres nerveux les mêmes lésions que l'on rencontre après l'asphyxie; c'est une hyperémie veineuse considérable, des dilatations vasculaires dans le bulbe (Schröder van der Kolk, Echeverria).

Chez les épileptiques déments, on trouve les lésions de la démence, c'est à-dire l'atrophie des circonvolutions, l'atrophie du cerveau, en général, et l'état granulo-graisseux des cellules nerveuses. Bourneville, d'Olier et Brissaud ont décrit chez ces déments, outre les altérations dont je viens de parler, des adhérences des méninges à la substance corticale, comme on les rencontre dans la paralysie générale. Quoiqu'il en soit, toutes ces altérations organiques n'ont rien de caractéristique et ne s'appliquent pas directement au phénomène épilepsie.

Cependant, l'épilepsie peut se produire expérimentalement : tout le monde connaît les expériences de Brown-Séquart, qui rend des cobayes épileptiques, en leur sectionnant la moelle; M. le professeur Chauveau a obtenu le même résultat en agissant sur des chiens. Dans ce cas, il se crée des zones épileptogènes qui ne peuvent être excitées, si légèrement que ce soit, sans que l'on provoque une crise. Il est à remarquer que de pareilles zones épileptogènes ont été observées chez l'homme : Ogle, Rinke, Bochefontaine en ont rapporté des exemples. Enfin. Hitzig, Ferrier, dans leurs expériences bien connues sur les localisations cérébrales, déterminent des crises convulsives en enlevant des parties de la couche corticale. Ce sont là des faits qui peuvent servir dans l'étude de la pathogénie de l'épilepsie.

Celle-ci est encore obscure, bien que de nombreuses recherches aient été entreprises pour l'élucider, et de nombreuses théories proposées. Toutes les théories, qui veulent expliquer l'attaque d'épilepsie par un état anémique des centres nerveux, doivent tout d'abord être rejetées. Nous savons, en effet, par tous les faits que je vous ai exposés, qu'elles étaient basées sur une erreur.

La théorie, qui veut que la crise épileptique soit due à une action vaso-motrice déterminée par l'irritation d'un *centre convulsif* qui, suivant Nothnagel, aurait son siège dans le bulbe, est plus discutable ; mais, elle paraît moins en faveur, depuis l'apparition des théories anglaises, et, en particulier, de celle de M. Hughlings Jackson.

Se basant sur ce fait physiologique, que les cellules nerveuses sont le siège, à l'état normal, d'une accumulation de force, maintenue à l'état latent par une force de résistance qui l'équilibre, cet auteur pense que la crise épileptique n'est autre chose que la manifestation extérieure d'une suractivité subite des cellules nerveuses, par suite soit de l'exagération de la force nerveuse produite, soit de la diminution de la résistance qui lui est normalement opposée, et il donne le nom de *décharge* à ce phénomène. Par ce mot, il évoque une analogie avec ce qui se passe dans une bouteille de Leyde où s'accumule la force électrique. D'après cette théorie, l'épilepsie serait donc un état morbide qui révèlerait, dans la substance grise, c'est-à-dire celle où se trouvent les cellules nerveuses, un état d'instabilité, qui en serait, pour ainsi dire, la caractéristique et déterminerait ainsi, sous l'influence de causes encore inconnues, la production des accès convulsifs.

Conçue de cette manière, l'épilepsie n'est plus la maladie d'un organe, mais plutôt celle d'un tissu. La décharge peut avoir lieu dans n'importe quel endroit des centres nerveux où il existe de la substance grise, et c'est ce qui explique pourquoi on observe, tantôt des phénomènes en rapport avec la région de la sensibilité générale ou spéciale, tantôt avec la région de la motilité, tantôt enfin, avec la région de l'intelligence. Il est certain, que, quelque objection qu'on puisse faire à cette théorie, c'est par elle que l'on peut expliquer le mieux les phénomènes observés

Mais, en quoi consiste l'état morbide, qui produit cette instabilité des cellules nerveuses? A cette question, il est encore difficile de répondre, mais il est probable qu'il doit s'agir d'un trouble de nutrition.

Diagnostic. — Le diagnostic de l'épilepsie est en général facile, lorsqu'il s'agit des grandes attaques convulsives bien caractérisées; mais, il n'en est pas de même, lorsqu'il s'agit de manifestations plus légères de cette névrose, telles que : le petit mal, l'absence, ou mieux encore, certains troubles intellectuels. Dans ces circonstances, elle peut longtemps passer inaperçue, jusqu'à ce qu'un phénomène plus tranché se manifeste.

Un état, avec lequel des manifestations épileptiques légères peuvent être quelquefois confondues, c'est la syncope. Il est vrai que, dans cet état morbide, on rencontre quelques phénomènes qui lui sont communs. Avec l'épilepsie, l'aura nauséeuse ne se rencontre pas très rarement, elle peut se confondre facilement avec l'état de malaise et même de vertige qui précède quelquefois la syncope. En général, la syncope se manifeste chez des personnes faibles, sous l'influence d'une émotion morale, d'un effort exagéré, de la chaleur d'un appartement; les petites attaques d'épilepsie se produisent chez les personnes vigoureuses aussi bien que chez les faibles, en tout temps et en toutes conditions. Enfin, l'occurrence de quelques convulsions dévoile nettement la nature épileptique du mal.

Un autre état, avec lequel on peut confondre l'attaque de petit mal, est le vertige et plus particulièrement le vertige auditif, ou maladie de Ménière; mais, dans ce dernier, on n'observe pas de perte de connaissance, le phénomène n'est pas subit, c'est plutôt un étourdissement permanent, avec exacerbations : enfin, dans le vertige auditif, on observe souvent le vomissement, qui est, au contraire, très rare dans l'épilepsie.

Certaines névralgies peuvent aussi être prises pour une crise de petit mal avec douleurs; mais la plus longue durée du phénomène ne tardera pas à faire éviter toute erreur.

L'hystérie est certainement la maladie dont les manifestations paroxystiques se rapprochent le plus de l'épilepsie, et il faut quelquefois une analyse longue et minutieuse de chacun des symptômes pour pouvoir les distinguer. Les principaux signes, auxquels on pourra différencier ces deux maladies, sont les suivants : la cause immédiate de l'accès dans l'épilepsie est presque toujours absente; dans l'hystérie, il est rare au contraire que l'accès se manifeste sans une contrariété, un trouble émotionnel préalable. Il peut y avoir une assez grande similitude entre l'aura de ces deux sortes d'accès convulsifs, mais tandis que chez l'hystérique, elle se borne à des palpitations, ou mieux encore à l'ascension de la boule caractéristique et à la sensation de strangulation, elle peut être dans l'épilepsie très variée. Le début de la crise de haut mal est subit, et ressemble, par sa brusquerie, à une catastrophe; chez l'hystérique, il est graduel et ordinairement assez long pour permettre aux malades de prendre une position commode. La nature des convulsions est aussi bien différente ; dans l'épilepsie, c'est d'abord une rigidité violente fixant les membres, dans des attitudes tout à fait inaccoutumées et suivies de secousses que séparent des intervalles de plus en plus longs, à mesure que l'accès se passe ; chez l'hystérique, la rigidité est moindre et s'accompagne de mouvements qui ressemblent plus à des gesticulations et dont le caractère est mieux coordonné. L'épileptique se mort la langue et souvent perd de l'urine ; cela n'arrive jamais dans l'hystérie. La perte de connaissance est complète et invariable dans l'épilepsie, tandis que, dans l'hystérie, elle manque le plus ordinairement. Enfin, dans cette dernière maladie, la durée de l'accès peut être d'une 1/2 heure, de plusieurs heures, d'un jour entier, tandis que, dans la première, il est rare qu'elle dépasse quelques minutes.

Nous avons, dans le service, un malade qui prend des crises convulsives singulières : c'est un jeune garçon de 12 ans, dont les accès ressemblent, par leur début subit, à ceux de l'épilepsie, mais qui en diffèrent très notablement par les divers autres caractères que je viens de vous signaler. Il ne perd pas connaissance, il ne peut parler, mais il entend tout ce qui se fait autour de lui. La convulsion est d'abord tonique, mais s'accompagne rapidement de secousses, sans avoir le visage cyanosé, puis bientôt apparaissent de grands mouvements coordonnés dans lesquels il gesticule, il se courbe en avant, en arriére en faisant un arc de cercle, comme dans l'opisthotonos. Son accès dure quelquefois plusieurs heures. Je n'hésite pas à le considérer comme un hystérique.

Je ne vous dirai rien des caractères qui distinguent l'épilepsie idiopathique de celle qu'accompagnent des affections organiques, et dans lesquelles, elle joue le rôle de symptôme ; j'ai insisté plusieurs fois, dans le cours de ces conférences, sur ce fait que l'on ne pouvait trouver aucun élément distinctif dans les phénomènes des attaques qui sont absolument les mêmes. La présence d'autres symptômes, ou les renseignements fournis sur les antécédents, peuvent seuls éclairer le diagnostic.

L'épilepsie peut se simuler assez facilement. C'est un fait assez commun chez les mendiants et les soldats ; certains auteurs croyaient que cette supercherie était très facile à dévoiler, il arrive quelquefois, cependant, qu'il n'en est pas tout à fait ainsi. Vous connaissez sans doute le cas de M. Calmeil, simulant une attaque en présence d'Esquirol et de Troussau ; Esquirol, qui ne croyait pas à la possibilité de cette simulation, en fut dès ce jour convaincu. Mais, sans qu'il s'agisse de personnages aussi expérimentés, on voit quelquefois des individus simuler des crises, d'une manière si parfaite, qu'ils en imposent aux plus clairvoyants. Dans l'argot des voleurs anglais, l'expression « *dummy chucker* » désigne l'individu qui fait métier de prendre des crises pour apitoyer les gens sur son sort et en réunir autour de lui un assez grand nombre, pour que ses camarades fassent dans les poches une moisson plus abondante. Le docteur Carlos Macdonald, superintendant de l'asile d'aliénés criminels d'Auburn (New-York), en cite un exemple très remarquable (1) : cet individu, nommé James Clegg, avait échappé à l'examen de cliniciens expérimentés, il était arrivé à une habileté extraordinaire, et, pour mieux jouer son rôle, il n'hésitait pas quelquefois à s'imposer de véritables souffrances ; une fois, il avait pris sa crise au haut d'un escalier, qu'il dégringola, et il se cassa la jambe dans sa chute ; il fallut enfin qu'il fît des aveux à la suite de cet accident, pour qu'on pût se convaincre de sa simulation.

Pour déjouer de semblables ruses, il n'est pas de trop de faire appel à toute la sagacité dont on peut être capable, en observant, avec soin, le développement de l'accès; on devra se rappeler les moindres particularités qui l'accompagnent : le renversement de la tête du côté opposé à celui où elle est tournée, l'insensibilité des conjonctives, la dilatation des pupilles, la lividité des ongles, de la face, l'apparition des pétéchies au cou, et des ecchymoses sous-conjonctivales.

(1) *American Journal of insanity*, juillet 1880.

Pronostic. — Le pronostic de l'épilepsie est grave. C'est une maladie qui a peu de tendance à guérir, quoique, cependant, on en ait observé des exemples. L'accès en lui-même n'offre pas un bien grand danger pour la vie du malade; il est très rare qu'un malade meure pendant la crise, à moins que ces crises ne se répètent à intervalles très rapprochés et qu'alors il ne tombe dans cet état que l'on appelle, l'état de mal épileptique, condition d'une gravité redoutable. Mais ce qui fait courir les plus grands dangers à l'épileptique, pendant l'attaque, ce sont les conditions dans lesquelles il se trouve, les objets sur lesquels il tombe, et sa position, la tête dans l'oreiller, s'il est couché. Dans ce dernier cas, il peut mourir asphyxié. On ne saurait trop entourer ces malheureux de surveillance, pour empêcher les funestes conséquences que peuvent avoir leur chute.

Bien que la mort, pendant une crise, soit très rare, je le répète, il en a été observé quelques exemples, et dans ces cas, elle peut se produire par deux mécanismes différents, ou bien par tétanisation du cœur à la période tonique (cas de rupture du cœur, de M. Lunier) ou bien à la période clonique, par syncope, provoquée par le ralentissement extrême des battements. Mais, si l'épilepsie est une maladie grave entre toutes, de longue durée, et peu susceptible de guérison, elle peut être atténuée considérablement par un traitement approprié.

Traitement. — En présence de cette maladie terrible, on doit, tout d'abord, rechercher quels sont les moyens prophylactiques que l'on peut y opposer. Autrefois, on était particulièrement sévère à l'égard des épileptiques. Echeverria cite un curieux passage des *chroniklis of skotland* par Hector Boethius, et traduit par Jonh Bellenden (Edimbourg, 1536). « Celui qui avait le mal caduc, celui qui était imbécile ou idiot, celui qui avait des infirmités susceptibles de se transmettre du père au fils, était châtré pour que son sang infecté ne se propageât pas. Les femmes qui avaient un vice de cette nature, étaient bannies de la société masculine; si elles enfantaient, elles et leurs enfants étaient immédiatement mis à mort. »

Dans beaucoup de pays, on s'est préoccupé d'empêcher le mariage des épileptiques; les lois danoises autorisent encore le divorce pour cette raison. En fait, sans renouveler les barbaries d'autrefois, il est juste que l'on s'oppose à la propagation de ce mal funeste. Le mal caduc étant, comme nous l'avons vu, essentiellement héréditaire, nous devons, en toutes circonstances, déconseiller le mariage, à ceux qui en sont atteints.

Les moyens thérapeutiques que l'on a opposés à l'épilepsie forment une très longue liste, que je n'entreprendrai pas de vous réciter; vous la trouverez dans le livre de M. Delasiauve (*Traité de l'épilepsie*, 1854, p. 305). Il importe, avant tout, de bien poser les indications que présente chaque malade; c'est ainsi que certains d'entre eux qui sont sujets à des crises épileptiques d'origine réflexe, peuvent être justiciables d'une intervention chirurgicale, soit par l'ablation d'une cicatrice douloureuse, comme dans un cas cité par Magnan, soit par l'application du trépan, dans les cas d'enfoncement du crâne. D'autres fois on se guidera sur l'état général du malade, en modifiant progressivement sa constitution, dans le sens qu'elle indique, on peut obtenir de bons résultats ou rendre plus efficace l'emploi du traitement spécifique.

Les sels de brome et, en particulier, le bromure de potassium, jouissent avec raison d'une grande renommée. Ce dernier a été employé une première fois, en 1853, par deux médecins anglais, nommés Lecock et Wilks, pour des crises épileptiques, qui paraissaient liées à l'onanisme. Depuis, les travaux et les observations publiés par Bazin, Tardy, Brown-Sequart, G. Sée, Falret, Voisin, Legrand du Saulle lui ont donné une importance qui, jusqu'à présent, ne s'est pas démentie.

Il est bon de l'employer toujours en solution, à des doses modérées, de 4 à 6 grammes par jour, de continuer ainsi pendant longtemps, en maintenant le malade sous l'influence de ce médicament et en n'augmentant cette dose que dans les cas où elle n'a pas été suffisante pour diminuer la fréquence et la violence des crises. On peut lui donner n'importe quel véhicule, de l'eau édulcorée avec du sirop d'écorces d'oranges amères ou du sirop de menthe est celui que nous employons ordinairement.

Dans le but d'éviter certains troubles gastriques qui se manifestent, lorsqu'on en prend une grande quantité, il est bon que le véhicule soit abondant; j'ai coutume de donner ce médicament en quatre fois dans la journée et le plus dilué possible, lorsque la dose dépasse 5 grammes, et je choisis, pour l'administrer, un moment voisin du repas. Longtemps continué, ce remède s'accumule dans l'organisme; il est bon alors d'en interrompre l'usage pendant quelques jours; autrement on courrait la chance de voir se développer des phénomènes d'intolérance, qui constituent l'état que l'on appelle le *bromisme :* ce sont des troubles digestifs, de l'hébétude, un sentiment de lassitude et de faiblesse générale, de la tendance à la syncope et au vertige. Lorsqu'on voit apparaître ces accidents, il faut interrompre la médication et ordonner des toniques. Les malades qui sont soumis au traitement bromuré, ont de l'anesthésie pharyngée, souvent de l'angine, souvent aussi des éruptions acnéiformes qui peuvent revêtir des formes graves, et aller jusqu'à présenter l'aspect de véritables pustules d'ecthyma.

Il est rare que, par cette médication, on n'obtienne pas de très heureux résultats; les crises s'espacent de plus en plus, elles deviennent moins violentes, et même cessent d'apparaître tout à fait. Mais alors, il faut bien se garder de suspendre pour cela brusquement le remède; il faut le continuer encore longtemps, en diminuant la dose jusqu'à ce qu'après un an au moins, on ait quelque certitude de ne plus voir le mal revenir.

Quelquefois cependant, le bromure de potassium échoue ; les crises qui avaient été moins fréquentes tout d'abord se renouvellent en plus grand nombre ; il faut alors avoir recours à d'autres moyens. MM. Charcot et Brown-Sequart ont proposé le bromure de sodium et le bromure d'ammonium (sel double) associés à la dose de 6 à 9 gr. par jour. J'emploie ce médicament chez quelques-uns de mes malades, et, en général, il a produit de bons effets. M. Magnan propose le bromure de zinc et M. Bourneville le bromure d'arsenic, dans les cas où il existe en même temps des affections cutanées.

Un bon adjuvant de la médication bromurée est l'emploi de l'hydrothérapie (Charcot), sous forme de douches froides. Ce dernier moyen agit comme sédatif, et aussi comme tonique. La plupart des épileptiques, en effet, sont faibles, ont de la tendance à l'anémie et ils ont besoin de reconstituants ; on leur donne en même temps des préparations de quinquina, des préparations de fer, et de l'huile de foie de morue.

Enfin, ces malades ont besoin d'une surveillance attentive ; chez les uns, elle peut s'exercer à distance, ils peuvent venir à une consultation où l'on suit le développement de leur maladie et où on leur donne les médicaments nécessaires ; ceux-là sont les plus heureux de ces infortunés, ils peuvent encore travailler et subvenir à leurs besoins. Par le traitement qu'on leur fait subir, on atténue assez leur maladie pour qu'ils soient affranchis d'une assistance plus immédiate. Mais à beaucoup d'entre eux, il arrive que, libres, ils ont des occasions pour mésuser de leur liberté; leurs crises deviennent plus violentes, ils sont chassés de tous les ateliers, la misère les poursuit et alors l'hospitalisation leur devient nécessaire.

Cette hospitalisation doit, néanmoins, leur laisser une certaine liberté, leur offrir des conditions hygiéniques des plus parfaites; le séjour à la campagne, la vie au grand air leur est particulièrement profitable; le travail modéré, dans ces conditions, leur est avantageux, mais sans qu'ils soient privés, pour cela, de la surveillance dont ils ont besoin et d'une direction morale juste et bienveillante pour atténuer autant que possible les aspérités, quelquefois si pénibles, de leur caractère maladif. Toutes ces conditions que je viens d'énumérer, nos malades les trouveront bientôt dans l'installation que l'administration de nos hôpitaux leur prépare à l'hospice du Perron. Je dois, en terminant, remercier au nom de mes malades MM. les Administrateurs d'avoir compris que ces malheureux étaient, plus que tous autres, dignes d'intérêt, et méritaient d'être l'objet particulier de leur sollicitude.

TABLE DES MATIÈRES

PREMIÈRE LEÇON

DEUXIÈME LEÇON

TROISIÈME LEÇON

QUATRIÈME LEÇON

CINQUIÈME LEÇON

Imprimerie MOUGIN-RUSAND, rue Stella, 3, Lyon.

www.ingramcontent.com/pod-product-compliance
Ingram Content Group UK Ltd.
Pitfield, Milton Keynes, MK11 3LW, UK
UKHW021104260726
13994UKWH00002B/705